MEDICAL STATISTICS MADE EASY

4th EDITION M.HARRIS and G.TAYLOR

たったこれだけ！医療統計学

第3版

横浜薬科大学客員教授
奥田千恵子 訳

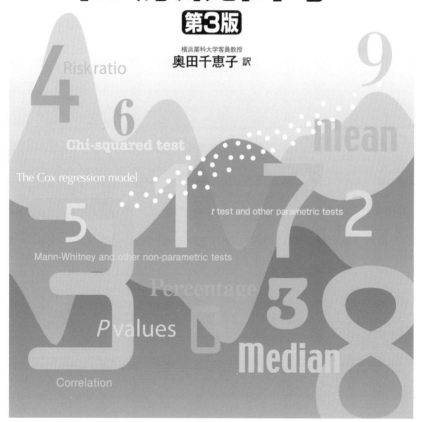

Risk ratio

Chi-squared test

The Cox regression model

Mean

t test and other parametric tests

Mann-Whitney and other non-parametric tests

Percentage

P values

Median

Correlation

金芳堂

This translation of Medical Statistics Made Easy 4e is published by arrangement with KINPODO, Inc. through Japan UNI Agency, Inc., Tokyo.

訳者序文（第3版）

　初版から12年，改訂2版から6年を経て，このたび第3版を翻訳することなり，改めて本書が多くの読者から高い評価を得た理由に気付かされた．「統計学は苦手」と自認する医療系の学生や臨床家が，途中であきらめずに本書を読み終えることができるように，親身になって励まし続ける著者らの顔が見える．

　聞き慣れない名前の検定法の前にたじろぐ読者に，すかさず，「すぐさま*P*値に目を移せばいい」と安心させ，信頼区間は「難しいコンセプトではあるが，細かいことは気にしなくてもよい．ほんのわずかなことを理解していればなんとかなる」と請け合ってくれる．スクリーニング検査の計算方法に「まだ混乱していても恥じることはない．我々よりもずっと頭のいい同僚の多くが，感度やPPVなどがゴチャゴチャになってわけがわからなくなったと認めているのだから」と慰めてくれる．最後にはNEJMやJAMAなどの一流医学雑誌のアブストラクトの，今まで読み飛ばしていた統計解析の部分が理解できていることに驚くだろう．

　日常臨床において日々進歩する高度な医療知識を求められている現在，臨床家は得手不得手，好き嫌いにかかわらず，統計学的な内容を含む医学論文を批判的に読むことが求められている．本書は，著者らの序文に書かれているように，「どのように統計解析を行うかということを理解する必要はないが，何故その検定法が用いられたのか，そして，解析結果をどのように解釈するのかということは知っておかなければならない」という理念が貫かれ，必要な基礎知識を効率的に身に付けることができるよう，画期的な試みがなされている稀有な統計学テキストである．

　この度の第2版から第3版への改訂は，各統計手法のセクションは軽微な変更に止まっているが，「統計手法の使用頻度によるランク付け」は，2019年から2020年の医学雑誌に基づいて再評価され，「最近の主要医学論文に見る使用例」の文献も改められている．さらに，「29.統計手法の選び方」が新たに加えられ，どのように検定法を選択すればよいかをフローチャートで示されている．

　初版，第2版に引き続き，本書が多くの読者の要望に応え得ることを確信する．

2021年2月

奥田千惠子

訳者序文（第1版）

　統計学は苦手だからと，タイトルに，「やさしい」，「わかりやすい」，「初歩の」，「入門」，「数式を使わない」などと付いたテキストを買い求めたにもかかわらず，挫折感のみが残ってしまったという嘆きはよく耳にする．得てしてこのようなタイトルの著書は基礎統計学を学ぶためのものである．ここからスタートすると，基礎＝易しい，応用＝難しい，という先入観に阻まれて，応用編に挑む気力は萎えてしまう．

　十分に成熟した分野であれば，基礎は難しくても，逆に，応用は簡単である．例えば，初期の頃のコンピュータ（大型計算機）は一握りの専門家しか扱えなかった．コンピュータのハードやソフト，つまり，応用が進歩した現在，小学生でもパソコンを使いこなすが，コンピュータ理論やプログラミング言語の基礎を学ぶのは今でも難しい．

　医療統計学は基礎統計学の応用であり，医学的研究を正しく行い，発表された結果を批判的に評価するための道具である．理想的な道具は，背後にある理論を意識することなく誰でも使えるものでなければならないが，医療統計学は，パソコン同様，未だ発展途上にある．新しいコンピュータソフトを立ち上げた途端，画面にワケのわからない警告文や選択肢が現れて先に進めなくなってしまった経験はないだろうか．道具として求めた側にとっては，多すぎる情報は迷惑でしかないが，これまでの医療統計学のテキストには，従来からの習慣やお節介で提供される基礎的情報が満載されていた．

　本書は日々の診療に追われる臨床家が論文を読む時に必要か否

か，という観点に立って書かれている．重要なのは解析手法の理論や実際の数値計算ではなく，その手法の適用法や結果の解釈であるという理念が貫かれ，「この部分は理解できなくても問題ない」，「この値は無視して，ただ P 値を読めばよい」，「この手法は論文には滅多に出てこない」と，潔く切り捨てるやり方は，類書にはない画期的な試みである．

　本書で扱われている統計学的コンセプトや手法は，医学研究で用途の多いものに限られている．また，数値計算をコンピュータに委ねるようになった現在，統計手法の難易度の判断基準も変わりつつある．基礎統計学のテキストには必ず登場する「t 検定」は，本書ではさり気なく扱われているだけである．もちろん計算方法や t 分布も出てこない．医療分野で，単純に，2 つの平均値を比較したいという状況は少ない．従って，論文にもあまり出番がないのである．一方，以前は初学者向けのテキストには載っていなかった信頼区間やオッズ比，生存分析などの説明に多くのページが割かれている．

　統計学のテキストから数式が消えても，日常感覚とは異なった論理や用語の定義，コンセプトを理解するのは容易ではない．これを適切な具体例によって説明するには，深い統計学的知識と幅広い臨床経験の両方を要する．そこで，本書がターゲットとする読者と同程度の統計学的知識を持つと思われる臨床医が，統計学者とタッグを組んでこの難題に立ち向かっている．臨床医のみならず，看護師や薬剤師，理学療法士，栄養士など，さまざまなヘルスケアの専門家が，臨床の現場で遭遇する状況が例として豊富に用いられており，職種を問わず誰でも理解できるよう配慮されている．

　過去に一度も統計学を学んだことがないという読者は，最初に本書を選ばれたのはラッキーだが，むしろ，既に統計の本が本棚に眠っているという人が多いと思う．諦めかけていた統計学に再挑戦するのにも本書は格好のテキストである．日本とは事情が異

なるが，英国専門医試験のための対策も示されており，実用的な知識を効率的に身につけることができる．また，自ら，学会発表や論文投稿など，情報の発信者となる場合には，さらに専門書や，統計ソフトのマニュアルを読んで，それぞれの統計手法の詳細を理解する必要があるが，本書の「……の値の意味さえわかればよい」という誘導灯を頼りに進んでいけば，難解な統計用語や解析結果のわかりにくい言い回しの迷路から出られなくなる事態は避けられるだろう．

　本書の翻訳を終えるにあたり，エイジェントを介して原著者との間で内容の確認などのご尽力をいただいた金芳堂の村上裕子氏に深謝する．

2009 年 9 月

奥田千恵子

訳者序文（第 1 版）

序　文
Preface

　本書は医療系の学生や専門職を対象としており，一般的な統計用語の意味や，それを使用する際に必要な基礎的知識を学ぶことができる．

　論文を批判的に評価するには，好き嫌いに関わらず，ある程度統計学を理解しておく必要がある．どのように統計解析を行うかということを理解する必要はないが，何故その検定法が用いられたのか，そして，解析結果をどのように解釈するのかということは知っておかなければならない．

　本書は，読者の数学や統計学の知識がどのレベルであっても十分理解できるよう心がけた．統計学的な知識が全くなくても読める．

　セクションによっては，簡単過ぎて馬鹿らしいと感じる人や，逆に難し過ぎて当惑する人もいるかもしれないが，「🙂」マークの数を参考にして，自分の理解度に合ったセクションを選べばよい．

　あまり時間がない人は，「★」マークを見て最重要項目だけ選び出して読むとよい．

　本書は統計学の試験を受ける人たちのことも考慮している．あせりぎみなら，まず，「試験のための助言」を読めばいいだろう．

　「最近の主要医学論文に見る使用例」セクションでは，オリジナル論文からの抜粋を読んで自分の理解度を試すことができる．

著者紹介
About The Authors

Prof. Michael Harris（MBBS FRCGP MMEd）は，英国 Exeter Medical School の名誉上級研究員およびスイス University of Bern のリサーチアソシエイトである．一般開業医として，医学教育に携わり，MRCGP の試験官を務めている．

Prof. Gordon Taylor（PhD MSc BSc［Hons］）は英国 University of Exeter における医療統計学の教授であり，非営利研究に携わる健康関連分野の従事者の教育，支援および監督を行っている．

目　次
Contents

関係解析のための統計

生存時間分析のための統計

臨床研究およびスクリーニングのための統計

その他の手法

最近の主要医学論文に見る使用例

略語
Abbreviations

ARR	absolute risk reduction	絶対リスク減少
CI	confidence interval	信頼区間
df	degrees of freedom	自由度
HR	hazard ratio	ハザード比
ICC	intra-class correlation coefficient	級内相関係数
IQR	inter-quartile range	四分位範囲
LR	likelihood ratio	尤度比
NNH	number needed to harm	害必要数
NNT	number needed to treat	治療必要数
NPV	negative predictive value	陰性予測値
P	probability	確率
PPV	positive predictive value	陽性予測値
RRR	relative risk reduction	相対リスク減少
SD	standard deviation	標準偏差

1 本書の使い方
How To Use This Book

本書はいろいろな使い方ができる.

統計学のコースを履修したいなら

- 一般的な医学統計のコースを終えるには,最初から最後まで読み通してほしい.

急いでいるなら

- よく用いられる統計手法や用語を学習するには,★が最も多いセクションを選ぶとよいだろう.
- ★★★★★のセクションから始めるとよい:パーセント（③）,平均値（④）,中央値（⑤）,標準偏差（⑦）,信頼区間（⑧）,および,P値（⑨）.

統計学が苦手なら

- 統計手法の説明を聞くたびにうろたえてしまうなら,☝が多いセクションを選べば簡単で基本的なコンセプトを見つけられる.
- パーセント（③）,平均値（④）,中央値（⑤）,および,最頻値（⑥）から始めて,リスク比（⑬）,発生率と有病率（㉒）に進むとよい.

試験を受けるなら

- 「試験のための助言」は，試験によく出題されるトピックスを解説している：平均値（4），標準偏差（7），信頼区間（8），*P*値（9），リスク減少，および，治療必要数（15），感度，特異度，および，予測値（20），発生率と有病率（22）．

理解度を試す

- 「最近の主要医学論文に見る使用例」セクション（23〜28）では，実際の5編の論文から抜粋した統計手法の使い方を学んでいただきたい．
- どんな統計手法が使われたか，なぜそれが使われたのか，また結果は何を意味しているのかを考えた後，注釈を見て自分の理解度をチェックしてみてほしい．

用語集

- わからない統計用語や表現を手早く調べるには用語集を使うとよい．

学習のアドバイス

- やる気さえあれば難しいセクションもすべて読んでみるとよいだろう．一気にたくさんやろうとしないこと．
- いくつかのセクションは，十分に理解できるようになるまでに何回も読む必要がある．例題を読めば原理を理解しやすくなるだろう．
- 専門用語はできるだけ使わないようにしたが，理解できない言葉があれば用語集で調べてほしい．

2 本書の構成
How This Book Is Designed

内容をわかりやすくするために，すべてのセクションで同じ見出しを使っている．

重要度は？ ....

主要医学雑誌に掲載された定量的な研究内容の論文，200 編の中で，統計学的な用語がどの程度の頻度で用いられているかに注目した．いずれも，2019 および 2020 年の *British Medical Journal*，*The Lancet*，*New England Journal of Medicine*，および，*Journal of the American Medical Association* に掲載された論文の中から選んだものである．

選んだ統計用語をコンセプトごとにまとめ，その使用頻度によって序列をつけて重要度を表す✪システムを考案した．読者にとっての有用性も考慮した．例えば，治療必要数（NNT）は論文にそれほど頻繁には出てこないが，非常に簡単に計算できるので治療法を決定する時に役立つ．

✪✪✪✪✪　医学論文の大部分に用いられるコンセプト．
✪✪✪✪　少なくとも 1/3 の論文で用いられている重要なコンセプト．
✪✪✪　それほど頻繁には用いられないが意思決定のためには重要．
✪✪　少なくとも 1/10 の論文に出てくる．
✪　医学論文には滅多に使われない．

難易度は？

我々が健康関連分野の従事者の教育に携わってわかったことは，彼らの統計学的コンセプトを理解する能力が，統計以外の医学的コンセプトを理解する能力と比べて，個人差が大きいということである．回帰を難なく理解できる人もいれば，パーセントがよくわからない人もいるのである．

後者に属している片方の著者が（統計学者の方ではない！），自分の理解度に応じてそれぞれのセクションに序列をつけた．

😊😊😊😊😊　どんな統計嫌いでも難なく理解できるセクション．

😊😊😊😊　ちょっと集中すれば，ほとんどの読者がコンセプトを理解できるはず．

😊😊😊　ついていけないと感じる読者もいる．理解するには何回か読み直す必要がある．

😊😊　かなり難しい．やる気がある時に挑戦するセクション．

😊　非常に難しい統計学的コンセプト．

用途は？

論文を評価するには，正しい統計手法が使われているかどうかをチェックする必要がある．この部分では，どんな場面でどんな統計手法を用いるべきかを説明する．

意味は？

解析結果が意味することや，それを解釈する際の注意点を示す．

例

統計手法を理解する最良の方法は例題をやってみることである.簡単な架空の例を用いて原理と解釈の仕方を示した.

注意点は……

さらなる詳細な説明や助言，および，よくある間違いを示した.

試験のための助言

理解度を確かめることができる，あるいは，簡単な計算が含まれている，といったトピックはよく試験に出題される．これらのコンセプトに取り組むための助言である.

2 本書の構成

3 パーセント
Percentages

重要度は？ ....

★★★★★ 統計を理解するために，まず最初に頭に入れておくべき最も重要なコンセプトは，おそらくパーセント（percentage）である．

難易度は？ ....

🌑🌑🌑🌑🌑 簡単である．

用途は？ ....

論文の読者がデータを査定したり比較したりするための物差しを提供する．

意味は？ ....

"Per cent" とは，「100 個ごとに」という意味であるから，パーセントは 100 個中の割合（百分率）を表す．例えば，50％は 100 個中 50 個，分数で表せば 1/2 である．25％は 100 個中 25 個，あるいは，1/4，75％は 100 個中 75 個，あるいは，3/4 である．

パーセントの計算は，そのカテゴリに属する個数や患者数を，グループ全体の数で割って，100 を掛ける．

例 ………………………………………………………………

心臓移植を受けるよう紹介された 80 人の患者のデータ．患者の年齢を比較したい．
年齢のデータは「10 歳ごとの層」になっており，Table 1 に示す．

■ Table 1　心臓移植のために紹介された 80 人の患者の年齢

年齢 [a]	人数 [b]	パーセント [c]
0〜9	2	2.5
10〜19	5	6.25
20〜29	6	7.5
30〜39	14	17.5
40〜49	21	26.25
50〜59	20	25
≧ 60	12	15
合計	80	100

a)　年齢＝10 歳ごとの層
b)　人数＝紹介された患者数
c)　パーセント＝10 歳ごとの層の患者のパーセント．例えば，30〜39 の年齢層には 14 人の
　　患者がおり，全部で 80 人の患者がいるので，

$$\frac{14}{80} \times 100 = 17.5\%$$

注意点は…… ………………………………………………………………

パーセントではなく，「率」（proportions）が書かれている論文も
ある．率とは，そのカテゴリに属する個数や患者数を，グループ
全体の数で割った値であるが，パーセントとは異なり 100 は掛け
ない．

論文の著者が，実際のデータ数を隠すためにパーセントを使って
いる可能性がある．標本の 50％が何らかの状態にあると言う場合，
データ数がたった 4 人しかない時の 50％と，400 人の時の 50％で
は，同じレベルの情報とは言えないのは明らかである．パーセン
トはデータを読みやすくするために補助的に用いるものであり，
実際のデータの代わりに用いるべきではない．

③ パーセント

4 平均値
Mean

相加平均（arithmetic mean），あるいは，アベレージ（average）とも呼ばれる．

重要度は？ ....

★★★★★ 調査した論文の90％に用いられており，計算方法を理解している必要がある．

難易度は？ ....

●●●●● 最も簡単に理解できるコンセプトの1つであるが，我々が教えたほとんどのグループの中に，平均値の計算方法がわからないと認めた人が少なくとも1人はいたので，わざわざここで1セクション設けても謗りを受けることはないと思う．

用途は？ ....

データが中心から両側に同じように広がっている時，例えば，「正しく分布」している時に用いる．
統計学では正規分布（normal distribution）*（「ガウス分布」（Gaussian distribution）と呼ばれることもある）が頻繁に出てくる．Fig 1に示したような，対称的なベル型のデータ分布のことである．

*訳注：アンダーラインの付いた用語は，用語集（p.102〜p.119）に収載されている．

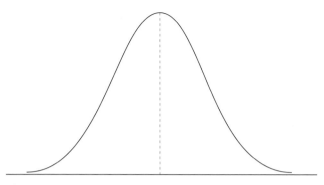

■ Fig 1　正規分布. 点線はデータの平均値を示す.

④ 平均値

意味は？ ⋯⋯⋯⋯⋯⋯⋯⋯⋯⋯⋯⋯⋯⋯⋯⋯⋯⋯⋯⋯⋯⋯⋯⋯⋯⋯⋯⋯⋯⋯

　　すべての数値の合計を，数値の個数で割ったものである.

例 ⋯⋯⋯⋯⋯⋯⋯⋯⋯⋯⋯⋯⋯⋯⋯⋯⋯⋯⋯⋯⋯⋯⋯⋯⋯⋯⋯⋯⋯⋯⋯⋯⋯⋯⋯⋯⋯

ある高脂血症治療薬の研究に参加した 5 人の女性の年齢が，55，59，52，58，および，56 歳であった.

この年齢を足し合わせる.

　　55＋59＋52＋58＋56＝280

次に人数で割る.

　　$\dfrac{280}{5}=56$

平均年齢は 56 歳である.

注意点は⋯⋯ ⋯⋯⋯⋯⋯⋯⋯⋯⋯⋯⋯⋯⋯⋯⋯⋯⋯⋯⋯⋯⋯⋯⋯⋯⋯⋯⋯⋯⋯⋯⋯

　　ある値（あるいは値の個数）が，他と比較して非常に小さい，あ

るいは，大きい場合，データが「歪んで」いる．そのため，平均値は代表的な値をうまく表すことができない．例えば，この研究に6人目の患者がいて，92歳だったとしたら，60歳以上の女性がたった1人いるだけなのに，平均値は62歳となる．このような場合，中心を表すには「中央値」の方が適しているだろう［☞5］．

試験のための助言

多肢選択問題では，平均値，中央値［☞5］，および，最頻値［☞6］の違いを問うものがよく出題される．これらを混同しないようによく確かめておくこと．

5 中央値
Median

時々,「中点（midpoint）」と呼ばれる.

重要度は？ ....

⭐⭐⭐☆☆　主要な論文の9/10に用いられている.

難易度は？ ....

😊😊😊😊😊　平均値よりもっと簡単！

用途は？ ....

例えばFig 2の歪んだ（skewed）分布のように，データが対称的
ではない時に，平均値の代わりに用いる．Fig 1に示した正規分
布のグラフの形と比較してほしい.

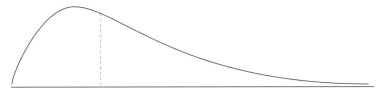

■ Fig 2　歪んだ分布．点線は中央値を示す.

意味は？

数値データの半分が中央値の上側に，半分が下側にある．

例

平均値 ［☞ ④］ の最初の例を用いて，5 人の患者を年齢順に並べると，52，55，56，58，および，59 である．年齢の中央値は，平均値と同じく 56 歳であり，患者の半数はこれより年上であり，半数は年下である．

しかし後に示した，52，55，56，58，59，および，92 歳の 6 人の患者の例では，56 歳と 58 歳の 2 つが「真ん中の」年齢である．中央値はこれらの間にあり，57 歳である．この歪んだデータの中点としては，平均値の 62 歳より，中央値の方がふさわしい．

注意点は……

中央値は，四分位範囲（inter-quartile range, IQR）を添えて用いられる．第 1 四分位点（first quartile point）の下側には全体の 1/4 に当たるデータがあり，第 3 四分位点（third quartile point）の下側には 3/4 のデータがあるので，IQR には，中間の 1/2 のデータが含まれている．これを箱ひげ図（box and whisker plot）で表すことができる．

例 ・・・

いくつかの病棟で，栄養士が 50 人の患者のエネルギー摂取量を 24 時間にわたって測定した．中央値は 12.2 メガジュール（MJ），IQR は 9.9 MJ から 13.6 MJ．ある病棟で，経口摂取ができない患者が 2 人いたので，摂取量の最低値は 0 MJ．最高値は 16.7 MJ であった．この分布は Fig 3 に箱ひげ図で表されている．

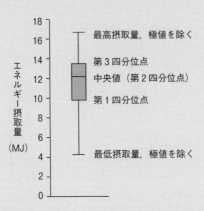

■ Fig 3　50 人の患者の 24 時間のエネルギー摂取量を表す箱ひげ図．
　　　　ひげの端は，経口摂取のできない 2 人の患者のような極端な結果は除いて，最高値
　　　　と最低値を表す．

5
中央値

データ記述のための統計

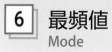

6 最頻値
Mode

重要度は？ ···

✪ 論文には滅多に現れない特殊な値である.

難易度は？ ···

●●●●● 簡単なコンセプト.

用途は？ ···

最も頻繁に起こる出来事（イベント）に目印をつける必要がある
時に用いる.

意味は？ ···

最もよく見られる出来事.

例

眼科医院のスタッフが，ひと続きの 100 人の患者を観察して，眼の色を記録した．結果を Fig 4 に示す．

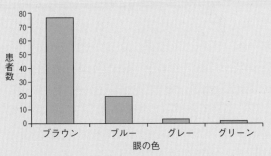

■ Fig 4　眼科医院を受診した患者の眼の色の棒グラフ（bar chart）．
　　　　この場合，最頻値はブラウンであり，これが最もよく見られる眼の色である．

論文を読んでいると，双峰分布（bi-modal distribution）という用語が出てくることがある．「データは双峰分布に従っているように見える」と書かれている場合，通常は，実際に数値計算をしているわけではなく，ただコンセプトとして用いられている．Fig 5 はデータに 2 つのピークがある，すなわち双峰分布している例である．

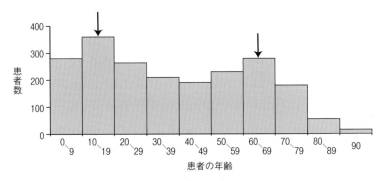

■ Fig 5　ある診療所の喘息患者の年齢のヒストグラム

矢印は10〜19歳と60〜69歳という，2つの最頻値年齢を指している．

双峰分布しているデータは，2つの母集団（population）が混在している可能性があり，平均値はこの分布（distribution）の指標としてはふさわしくない．

7 標準偏差
Standard deviation

重要度は？ ‥‥‥‥‥‥‥‥‥‥‥‥‥‥‥‥‥‥‥‥‥‥‥‥‥‥‥‥‥‥‥‥‥‥‥

★★★☆☆ 論文の 3/4 に用いられており，多くの統計学的計算の基礎となっている．

難易度は？ ‥‥‥‥‥‥‥‥‥‥‥‥‥‥‥‥‥‥‥‥‥‥‥‥‥‥‥‥‥‥‥‥‥‥‥

●●● 直感的にわかるコンセプトではない．

用途は？ ‥‥‥‥‥‥‥‥‥‥‥‥‥‥‥‥‥‥‥‥‥‥‥‥‥‥‥‥‥‥‥‥‥‥‥‥

標準偏差（standard deviation, SD）は，正規分布［☞4］しているデータに対して，各データが平均値を挟んでどの程度散らばっているかという情報を提供する．

意味は？ ‥‥‥‥‥‥‥‥‥‥‥‥‥‥‥‥‥‥‥‥‥‥‥‥‥‥‥‥‥‥‥‥‥‥‥‥

数値データが，平均値の両側にどの程度広がっているかを示す．

平均値の上下，1 SD の範囲（±1 SD と略す）には，全データの 68.2%が含まれる．

±2 SD には 95.4%が含まれる．

±3 SD には 99.7％が含まれる．

例

ある臨床試験に登録された一群の患者の体重が正規分布しているとしよう．このグループの患者の平均体重は 80 kg，SD は 5 kg だった．

平均より 1 SD 下は，80－5＝75（kg）

平均より 1 SD 上は，80＋5＝85（kg）

±1 SD には被験者の 68.2％が含まれる．つまり，68.2％の患者の体重は，75 から 85 kg の間にある．

95.4％の患者の体重は，70 から 90 kg の間にある（±2 SD）．

99.7％の患者の体重は，65 から 95 kg の間にある（±3 SD）．

これが，Fig 6 に示したデータのグラフとどのような関係にあるのか見てほしい．

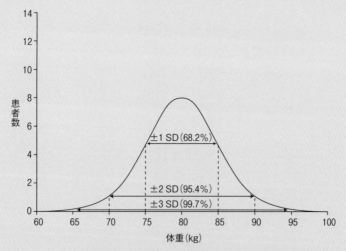

■ Fig 6 グラフは，臨床試験に登録された患者の体重が，平均値＝80 kg，SD＝5 kg の正規分布に従っていることを示す．

もし平均値が同じで，異なった SD を持つ 2 組のデータがあったとすると，SD が小さいグループの方が，SD が大きいグループより広がりが小さい．

例えば，この臨床試験に登録された別の一群の患者の平均体重が同じく 80 kg で，SD が 3 kg しかなかったとすると，±1 SD には被験者の 68.2%が含まれるので，68.2%の患者の体重は 77 から 83 kg の間にある（Fig 7）．これを前のグラフと比較してほしい．

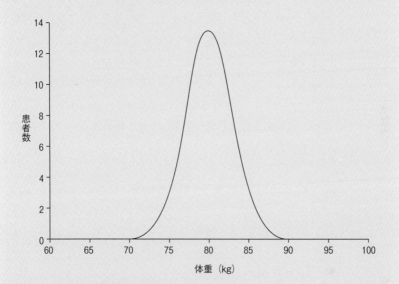

■ Fig 7　グラフは，臨床試験に登録された患者の体重が，平均値＝80 kg，SD＝3 kg の正規分布に従っていることを示す．

7　標準偏差

注意点は……

SD は，データが正規分布している場合にのみ使うべきである．間違って，正規分布していないデータに平均値と SD が用いられている例がよく見られる．

正規分布かどうか簡単にチェックするには，平均値から 2 SD 離れたデータが，その変数（variable）がとりうる範囲にあるかど

うかを調べればよい．例えば，入院日数のデータの平均値が 10 日で，SD が 8 日だったとすると，

平均値 − (2 × SD) = 10 − (2 × 8) = 10 − 16 = −6（日）

明らかに，これは入院日数としては不可能な値であり，データが正規分布に従うことはあり得ない．平均値と SD は適切な指標ではないということになる．

グッドニュース！ ―― SD の計算方法を知っている必要はない．

だが，前に出てきた数値を暗記しておく価値はある．もう一度思い出しておこう．

±1 SD には 68.2％のデータが含まれる．

±2 SD には 95.4％が含まれる．

±3 SD には 99.7％が含まれる．

Fig 6 の「正規分布」曲線のグラフを覚えておくとよい．

試験のための助言 ・・・・・・・・・・・・・・・・・・・・・・・・・・・・・・・・・・

試験では平均値から 1，2，および，3 SD の範囲に何パーセントの被験者（subject）が含まれるかを問われるだろう．上記の数値を覚えておこう．

8 信頼区間
Confidence intervals

重要度は？ ⋯⋯⋯⋯⋯⋯⋯⋯⋯⋯⋯⋯⋯⋯⋯⋯⋯⋯⋯⋯⋯⋯⋯⋯⋯

 重要．9/10 の論文に出てくる．

難易度は？ ⋯⋯⋯⋯⋯⋯⋯⋯⋯⋯⋯⋯⋯⋯⋯⋯⋯⋯⋯⋯⋯⋯⋯⋯⋯

 難しいコンセプトではあるが，細かいことを気にしなくてもよい．
ほんのわずかのことを理解していれば何とかなる．

用途は？ ⋯⋯⋯⋯⋯⋯⋯⋯⋯⋯⋯⋯⋯⋯⋯⋯⋯⋯⋯⋯⋯⋯⋯⋯⋯⋯

信 頼 区 間（confidence interval, CI）は，通 常，単 純 に 標 本
（sample）の平均値を求める代わりに，母 集 団（population）の
「真の値」を含むと思われる範囲を知りたい時に用いる．

真の値（true value）もまた難しいコンセプトである —— もし母
集団全体のデータがあったとしたら求めることができる，母集団
の平均値である．

意味は？ ⋯⋯⋯⋯⋯⋯⋯⋯⋯⋯⋯⋯⋯⋯⋯⋯⋯⋯⋯⋯⋯⋯⋯⋯⋯⋯

統計学的計算によって，「真の値」が含まれていることがほぼ確か
な（信頼できる）区間が得られる．

例えば，抗高血圧薬による血圧の低下の程度を知りたいなら，治療した患者の中から標本を何人か選んで，血圧の変化の平均値を計算すればよい．

しかし，これは特定の標本の平均値に過ぎない．血圧の変化に対しても偶然が働くので，別の患者グループから全く同じ値を得ることはできない．

CI は真の値（無限の数の患者を治療した時の血圧の変化の平均値）が含まれると思われる範囲を表す．

例

100 人の高血圧患者による研究 A において，治療前の収縮期血圧の平均値は 170 mmHg だった．新薬による治療後，平均，20 mmHg の血圧低下が見られた．

95%CI は 15～25 mmHg であり，これは真の治療効果が 15～25 mmHg の血圧低下であるということが，95%確かであるということを意味する．

研究 B では，同じ薬剤で 50 人の患者が治療され，同じく，平均，20 mmHg の血圧低下が見られたが，95%CI はもっと広く，−5～＋45 mmHg だった．この CI には 0（変化なし）が含まれている．これは，血圧の真の変化がない，つまり，実際には薬剤の効果がないという可能性が，5%以上あるということを意味している．

注意点は……

CI の大きさはデータ数および個々のデータのばらつきと関係している．通常，大規模な研究ほど CI が狭い．

複数の介入，アウトカム，あるいは，研究を並べる場合，平均値と CI の長いリストをわかりやすく視覚化するために図を用いている論文もある．

例えば，メタアナリシス（meta-analysis）は，多くの同じような

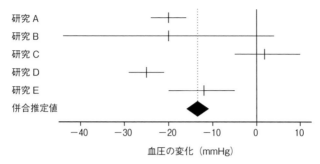

■ Fig 8　新しい抗高血圧薬に関する 5 つの研究のプロット
例えば，上の 2 本のラインで示されている研究 A，および，B の結果をみてほしい．
研究 A では血圧が 20 mmHg 低下し，95%CI が 15〜25 mmHg，研究 B では血圧が
20 mmHg 低下し，95%CI が−5〜＋45 mmHg である．

　研究の結果をまとめて，総合的に効果を推定する手法である．い
くつかの研究で得られた変化の平均値と 95%CI を，図で示して
処置の効果を比較しているものが多い．Fig 8 はその例である．

　長い縦線は「変化なし」あるいは「効果なし」の点を表している．

　統計処理により，5 つの研究の結果をすべて併合して，全体とし
ての血圧の変化の平均値が 14 mmHg，CI が 12〜16 mmHg であ
ることが求められる．この併合推定値はひし形，および点線で示
されている．複数の研究を併合することにより，CI が狭まり，真
の治療効果がもっと正確に推定できることを読み取ってほしい．

　Fig 8 の図はフォレストプロット（forest plot），あるいは，もっ
と砕けた表現で，ブロボグラム（blobbogram）と呼ばれている．

標準偏差と信頼区間の違いは？
　標準偏差は，標本の変動（広がり）を示す．
　CI は，真の値（無限大の数の標本の平均値）が含まれると思われ

る範囲を表す.

試験のための助言 ···

試験では Fig 8 のような図が与えられて, 結果をまとめて, 例え
ば以下のようなことを考察するよう求められるだろう.

・もっとも変化が大きいのはどの研究か？
・どの研究の結果もすべて, この治療法を支持しているか？
・併合推定値は「処置間で差がない」の点を含んでいないか？

この質問例では, 研究 D が最も大きな変化を示しており, 血圧低
下の平均値は 25 mmHg である.

研究 C は, CI が広いものの, 血圧の平均値はむしろ上昇している.
CI が広いのはこの研究の患者数が少ないせいであろう. CI が
「効果なし」の線と交わっていることに注意.

血圧低下の平均値の併合推定値は 14 mmHg, 95％CI は 12〜
16 mmHg である. このことから, 血圧低下の「真の値」は 12 〜
16 mmHg の間にあり, 「処置間に差がない」の点を含んでいない
ことが分かる.

9 P 値
P values

重要度は？ ....

★★★★★ 非常に重要なコンセプトであり，90％の論文に出てくる．

難易度は？ ....

☺☺☺ 簡単ではないが，よく使われるので我慢強く学ぶ価値がある．

P 値の求め方は重要ではない．結果を解釈できればよい．

用途は？ ....

確率とは，あるイベントが発生する可能性や，ある事柄が真実である可能性がどの程度であるかを表す数値である．確率は 0 と 1 の間の値をとり，0 は起こる可能性がないこと，1 は確実に起こることを示す．確率が高いほどイベントが発生する可能性が高くなる．この数値を P 値と呼ぶ．

P 値はある仮説（hypothesis）が真でありうるかどうかを知りたい時に用いる．ある仮説とは，通常は，2 つの処置の間に差がない，というものであり，帰無仮説（null hypothesis）と呼ばれる．

意味は？ ....

P 値は，観測された差が偶然によって出た確率を示す．

$P = 0.5$ とは，得られた大きさ以上の差が偶然に出る確率が，1 の
うち 0.5，すなわち，50：50 であることを示す．

$P = 0.05$ とは，得られた大きさ以上の差が偶然に出る確率が，1 の
うち 0.05，すなわち，20 回に 1 回であることを示す．
この値は，しばしば「統計学的に有意」（statistically significant）
であるとされる．偶然によって出たとは考えにくく，したがって
重要な差であるとされる数値であるが，科学的根拠のない恣意的
な値である．

20 の研究があって，1 つも効果がなくても，これらの研究の中の
1 つは，P 値が 0.05 となり有意に見える！

P 値が低ければ低いほど，偶然によって出たとは考えにくく，得
られた結果の有意性（significance）は高い．

$P = 0.01$ は「高度に有意」（highly significant）とされることが多
い．得られた大きさ以上の差が 100 回に 1 回しか偶然に出ないこ
とを示す．このような偶然はありそうにないが，それでも可能性
はある．

$P = 0.001$ は，得られた大きさ以上の差が 1,000 回に 1 回しか偶然
に出ないことを示す．このような偶然はさらにありそうにないが，
それでも可能性がないとは言えない．通常，「非常に有意」（very
highly significant）とされる．

例 ......

新生児が 50 人いれば，平均して 25 人が女児であるが，それより多い時も少ない時もある．

ある新しい不妊治療が，男児，または，女児が生まれる可能性に影響を与えるかどうかを知りたいとする．そこで，「その治療法は女児が生まれる可能性に影響しない」という「帰無仮説」を立てる．その治療を行った結果，生まれた最初の 50 人の子供のうち 15 人が女児だった．これが単なる偶然なのか，それとも，この治療が子供の性別に影響したのかという確率を知る必要がある．

P 値は，帰無仮説が真である確率を示す．

この例における P 値は 0.007 である．どうやって計算するかは気にしなくてよい．これが何を意味するのかに注意を集中してほしい．もしこの治療が，実際には子供の性別に影響しないなら，このような結果は 1 のうち 0.007（140 回中 1 回）しか偶然には起こらないという意味である．これは非常に起こりにくいことなので，仮説を棄却し，「この治療は女児が生まれる可能性に影響を与える」と結論することができる．

別の例を考えてみよう．軽症患者を，スミス医師とジョーンズ医師に無作為に割り付けた．この研究で，スミス医師は 176 人，ジョーンズ医師は 200 人の患者を診察した（Table 2）．

■ Table 2　2 人の家庭医が診察した軽症患者数

	ジョーンズ医師 (n=200)[a]	スミス医師 (n=176)	P 値	偶然に起こりうるのは……
診察に満足した患者数（%）	186（93）	168（95）	0.38	10 回中約 4 回—起こりうる
診察時間（分）の平均値（SD）	16（3.1）	6（2.8）	<0.001	1,000 回中 1 回以下—非常に起こりにくい
処方箋を受け取った患者数（%）	65（33）	67（38）	0.28	10 回中約 3 回—起こりうる
仕事を休んだ日数の平均値（SD）	3.58（1.3）	3.61（1.3）	0.82	10 回中約 8 回—起こりそう
再診が必要な患者数（%）	68（34）	78（44）	0.044	23 回中 1 回のみ—かなり起こりにくい

a）　n=200 は，ジョーンズ医師が診察した患者総数が 200 人であったことを意味する．

「帰無仮説」は，このような統計学的検定の基礎となるコンセプトである．

検定の方法は，まず，群間に差がないと仮定する（仮説を立てる）．検定の結果，その仮説を支持するか，または棄却する．

帰無仮説は，一般に，実際には我々が見出したいと思うことの反対のものである．2つの治療法に「差がある」，と思っているのなら，帰無仮説は「差がない」，としてこれを論駁する．

統計学的有意差と臨床的妥当性を混同してはいけない．データ数が少ない研究では，その治療が，実際に効果があっても統計学的には有意にはならない．逆に，データ数の多い研究では，臨床的に重要とは言えない小さな差でも，統計学的に有意であるという結果が得られる．

試験では，いくつかの P 値が示され，その意味を問われる．

$P = 0.05$	有意
$P = 0.01$	高度に有意
$P = 0.001$	非常に有意

とされることを覚えておこう．前の例では，2人の家庭医の間で，2種類のデータ間でのみで有意差が見られた．つまり，スミス医師の診察はジョーンズ医師より非常に有意に短く，スミス医師の再診率はジョーンズ医師より有意に高い．

差の検定のための統計

10 t 検定，および，その他のパラメトリック検定法

t tests and other parametric tests

重要度は？

★★ 　　1/10 の論文に用いられている．

難易度は？

✿ 　　検定そのものを，詳細にわたって理解するのは難しい．

だが有難いことに，その必要はない．単に，結果の有意性を知るために P 値［☞ 9 ］を見ればよい．P 値が小さいほど「帰無仮説」が真である可能性は小さい，ということを覚えておこう．

用途は？

パラメトリック検定法（parametric test）は，正規分布［☞ 4 ］に従う標本データを比較する時に用いる．データが正規分布に従わない場合には，このような検定法を用いるべきではない．

意味は？

どのパラメトリック検定であれ，特定の分布，通常は正規分布に従っていることを前提とする．よく用いられるパラメトリック検定は，分散分析（ANOVA）と t 検定（t test）である．

分散分析（analysis of variance, ANOVA）:
2つ以上の標本平均値を比較し，それらが同じ母集団に属する，という帰無仮説を検定する時に用いる統計手法の総称．分散分析では，アウトカムに影響を与える可能性のある独立変数（independent variable）を考慮に入れることもできる．

この場合も P 値を見ればよい．

t 検定（t test）:
スチューデントの t 検定（Student's t test）としても知られている．t 検定の典型的な使い方は2群間での比較である．両群とも同じ平均値を持つ，つまり1つの母集団からとられた標本であるかどうかを検定する．まず t 値と呼ばれる値を求め，この値から P 値を算出する．

例

喘息専門看護師に面会した 200 人の患者が，新しい気管支拡張薬群，またはプラセボ群に無作為に割り付けられた．

3 ヵ月後，治療群の最大気流量が，平均 96 L/min（SD 58 L/min）増加し，プラセボ群では，70 L/min（SD 52 L/min）増加した．帰無仮説は「この気管支拡張薬とプラセボの間に差はない」である．

t 値＝3.338，P 値＝0.001 である．この値を見れば，帰無仮説が真であるということは非常に起こりにくい（1,000 回に 1 回）．それゆえ，帰無仮説を棄却し，新しい気管支拡張薬はプラセボより有意に効果があると結論できる．

注意点は……

パラメトリック検定は正規分布に従うデータにのみ用いるべきである．論文によく出てくるコルモゴロフ-スミルノフ検定

（Kolmogorov-Smirnov test）は，データが正規分布している集団からとられたかどうか，つまり，パラメトリックな統計量が使えるかどうかを調べる検定法である．

時々，「変換された（transformed）データをパラメトリック検定で解析した」，と書かれているのを見たことがあるかもしれないが，これは正当な方法であり，ごまかしではない！　例えば，データを対数変換したり，華氏（℉）を摂氏（℃）に変換すると，歪んだ分布が正規分布になることもある．

11 マン‐ホイットニー検定，および，その他のノンパラメトリック検定法

Mann–Whitney and other non-parametric tests

重要度は？

★★★　15%の論文に用いられている．

難易度は？

⚡　ノンパラメトリック検定法（non-parametric test）は難しい．

しかし，詳細を理解する必要はないのである．P 値 [☞ 9] に注目して，検定結果が有意かどうかわかればよい．ここでも，P 値が小さいほど，「帰無仮説」が真である可能性が小さいということを思い出そう．

用途は？

ノンパラメトリック検定法は，データが正規分布に従わないため「パラメトリック」検定が使えない場合に用いる．

意味は？

統計学的計算では，生のデータの値を比較するのではなく，データに順位（rank）をつけ，その順位を比較する．

例 ....

マン‐ホイットニーの U 検定（Mann-Whitney U test）： ある家庭医の診療所で、トリアージナースシステム * を導入した。トリアージナースに面会した患者の年齢と、急患として直接家庭医のところに来た患者の年齢が異なるかどうか調べた。

トリアージナースに 646 人、家庭医に 532 人の患者が面会した。トリアージナースの患者の年齢の中央値は 50 歳（第 1 四分位点：40 歳、第 3 四分位点：54 歳）、家庭医の患者は 46 歳（22 歳、58 歳）。どちらの四分位点も、中央値を挟んでデータが不均等に分布していることを示している。つまり、データは正規分布していないのでノンパラメトリック検定が適している。Fig 9 のグラフは、トリアージナースに面会した患者の年齢を示しており、正規分布ではなく歪んだ分布であることが分かる。

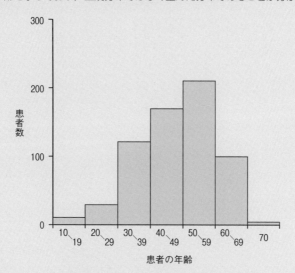

■ Fig 9　トリアージナースに面会した患者の年齢のヒストグラム

マン‐ホイットニーの U 検定を用いて、「2 群の患者の年齢に差がない」という仮説を検定する。この場合、U 値＝133,200、P 値＜0.001 である。U 値は無視して、P 値だけを見ればよい。トリアージナースに面会した患者は、家庭医のところに行った患者より非常に有意に高齢である。

P 値は差の大きさのことをいっているのではなく、単に、差がないとは非常に考えにくいということを表している。

---

*訳注：看護師による患者の治療の優先順位付け。

注意点は……

ウィルコクソンの符号付き順位検定 (Wilcoxon signed rank test)，クラスカル‐ウォリスの検定 (Kruskal-Wallis test)，および，フリードマンの検定 (Friedman test) もノンパラメトリック検定法である．名称を見て怖気づいたりせず，すぐさま P 値に目を移せばよい．

12 カイ2乗検定
Chi-squared test

通常，検定法名には χ^2，統計量には X^2 を用いる．Chi は "sky" から "s" を除いた発音である．

重要度は？ ....

★★★　1/5 の論文に出てくる．

難易度は？ ....

◑◔　X^2 値を理解しようなどと思わず，検定結果が有意かどうかだけを見ればよい．

用途は？ ....

実際の頻度とその期待値との差を測定．

意味は？ ....

「期待される頻度」とは，帰無仮説が正しい時の頻度である．もし実測値と期待値が等しければ，X^2 値はゼロになる．

いくつかの群間で頻度の差が大きいほど，X^2 値は大きくなる．しかし，X^2 値は含まれる因子の数に依存するので，X^2 値そのものを解釈するのは難しい．

統計学的計算では，X^2 値から P 値 ［☞ ⑨］ を求め，実際に群間で頻度の差があるのかどうかを示す．

したがって，X^2 値のことは気にせず，P 値だけをみればよい．

例

気管支肺炎の患者をアモキシリン，または，エリスロマイシンで治療した．Table 3 に結果を示す．

■ Table 3　アモキシリンおよびエリスロマイシンによる治療効果の比較

	抗菌薬		
	アモキシリン	エリスロマイシン	合計
5 日時点で改善した人数（%）	144（60%）	160（67%）	304（63%）
5 日時点で改善しなかった人数（%）	96（40%）	80（33%）	176（37%）
合計	240（100%）	240（100%）	480（100%）
	X^2=2.3；P=0.13		

このような表は「分割表」（contingency table），あるいは，「2 元表」（two-way table）と呼ばれる．

まずこの表を見て，2 つの治療の効果の差がどの程度あるか考えよう．次にカイ 2 乗検定の結果および P 値を見よう．

X^2 値そのものは気にせず，有意であるかどうかを見ればよいことを思い出そう．この場合，P は 0.13 であり，2 つの治療の差は統計学的に有意ではない．

注意点は……

論文によっては，例えば，X^2=2.3，df=1，P=0.13 というように，自由度（degrees of freedom, df）（説明は用語集を参照）も書かれていることがある．自由度と X^2 値から P 値を計算する．

他の検定法

分割表を解析する際、χ^2検定の代わりに、<u>フィッシャーの直接確率法（Fisher's exact test）</u>が用いられることがある．フィッシャーの検定法は常に正確な P 値が求まるので、特にデータ数が少ない時には最良の選択である．

χ^2 検定の統計学的計算は単純であるが、P 値の概算値しか求められないため少数データの場合は不適切である．χ^2 検定に<u>イェーツの連続補正（Yates' continuity correction）</u>を行うと、P 値の正確度を上げることができる．

マンテル – ヘンツェルの検定（Mantel-Haenszel test）は、χ^2 検定を拡張したものであり、いくつかの2元表を比較する時に用いる．

13 リスク比
Risk ratio

しばしば相対リスク（relative risk）と呼ばれる.

重要度は？ ....

★★ 1/10 の論文に用いられている.

難易度は？ ....

😀😀😀😀 リスク（risk）は日常的に遭遇する直観的なコンセプトであるが,
リスクの説明には,特に低いリスクの場合にはしばしば惑わされ
る. 宝くじを買いに行く途中に死ぬリスクは,大金を当てるリス
クより高いということもありうるのだ*.

用途は？ ....

相対リスクはコホート研究（cohort study）,すなわち,あるグル
ープ（コホート）を経時的に追跡して,治療やリスクファクター
（risk factor）の影響を調べる前向き研究（prospective study）で
用いられる.

---

*訳注：リスクは「危険」と訳されることが多いが,統計用語として用いる場合は
中立であり,よい出来事に対しても用いられる.

意味は？　· ·

まず，リスクそのものについて．

リスクとは，あるイベント（event）が起こる確率である．起こっ
たイベントの数をリスク保有者数で割って求める．

2回の出産に1回の割合で男児が生まれるので，男児を出産する
確率（リスク）は

$$\frac{1}{2} = 0.5$$

患者100人中1人に治療の副作用が出るなら，リスクは

$$\frac{1}{100} = 0.01$$

これをオッズ［☞ 14］と比較しよう．

次はリスク比．

治療を受けた（あるいはリスクファクターに晒された）グループ
のリスクを，対照（あるいはリスクファクターに晒されていない）
グループのリスクで割って求める．

あるイベントのリスク比が1であれば，2つのグループの間に差
はない．

リスク比が1以上なら，対照群に比べて，そのイベントのレート
（rate）＊が増えている．

1以下なら，そのイベントのレートは減少している．

通常，リスク比には 95％信頼区間（95％CI）を添える．—リスク
比の CI が 1（リスクに差がない）を含んでいなければ，統計学的
に有意である．

例 ....

レギュラーのサッカー選手 1,000 人のコホートと，非サッカー選手 1,000 人のコホー
トを追跡調査し，サッカーにより受傷が有意に増えるかどうか調べた．

1 年間の追跡後，サッカー選手は 12 人が脚を骨折したが，非サッカー選手の骨折は 4
人だけだった．

サッカー選手の脚の骨折のリスクは 12/1000，あるいは，0.012 である．非サッカー
選手の脚の骨折のリスクは 4/1000，あるいは，0.004 である．

脚の骨折のリスク比は，$\dfrac{0.012}{0.004}=3$ である．95％CI を計算すると，0.97 から 9.41 であ

る．CI が 1 を含んでいるので，サッカー選手と非サッカー選手の脚の骨折のリスクに
差がない，という可能性を排除することはできないが，さらに研究を続ければ差があ
ることをはっきりさせられるだろう．

_____

*訳注：rate とは，あるイベントが一定の期間中に起こる回数（☞用語集 p.115）
であるが，イベントの回数を比較する場合，イベントが起こった回数（分子）を，
研究対象集団（分母）で割って，比率で表すので「率」と訳されることが多い．百
分率（percentage，％）だけでなく，稀なイベントの場合は，対 1 万，対 10 万な
どで表されることもある．混乱を避けるため，本書では訳さずカタカナで表記し
た．

14 オッズ比
Odds ratio

重要度は？ ··

★★★☆ 1/3の論文に用いられている．

難易度は？ ··

📖📖 オッズ（odds）は難しい．オッズの比が何を意味するのかを理解
しよう．

用途は？ ··

疫学研究で，既に特定の状態になっている患者：ケース（case）
を，そうでない患者：コントロール（control）と比較するという
方法で，有害な因子を探す研究 ── ケース - コントロール研究
（case-control study）で用いる．

意味は？ ··

まず，オッズについて．

オッズは，あるイベントが起こった回数を，イベントが起こらな
かった回数で割って求める．

2回の出産に1回の割合で男児が生まれるので，男児を出産する

オッズは，1：1（あるいは，50：50）$= \dfrac{1}{1} = 1$

患者 100 人中 1 人に治療の副作用が出るなら，オッズは 1：99. つまり，

$$\frac{1}{99} = 0.0101$$

これをリスク ［☞13］ と比較しよう．

次はオッズ比.

リスクファクターに晒された群のオッズを，対照群のオッズで割って求める．

あるイベントのオッズ比が 1 であれば，2 つのグループの間にリスクの差はない．すなわち，各々のグループのオッズは等しい．

オッズ比が 1 以上なら，そのリスクファクターに晒された患者でイベントのレートが増えている．

1 以下なら，そのイベントのレートは減少している．

通常，オッズ比には 95％CI を添える． —— オッズ比の CI が 1 （オッズに差がない）を含んでいなければ，統計学的に有意である．

例

膝に受傷した患者（ケース）100人と，膝に受傷していない患者（コントロール）100人を，年齢と性別でマッチング（matching）*した.

ケース群では，40人がスキーをするが，60人はしない．ケース群でスキーをする人のオッズは40：60，つまり，0.67である.

コントロール群では，20人がスキーをするが80人はしない．コントロール群でスキーをする人のオッズは20：80，つまり，0.25である.

オッズ比は $\frac{0.67}{0.25}=2.64$ である．95%CIは1.41から5.02.

何を計算しているのか分からなくなっても心配御無用！　オッズ比が2.64とはケース群の1人がスキーヤーであるオッズが，コントロール群の1人がスキーヤーであるオッズの2.64倍であることを意味している．CIが1（オッズに差がない）を含まないので統計学的に有意である．そこで，膝に受傷している患者は，膝に受傷していない患者よりも有意にスキーヤーである確率が高いと結論することができる.

注意点は……

論文にはオッズ比そのものではなく，オッズ比のパーセント変化が書かれていることがある．上記の例において，オッズ比が2.64とは，膝に受傷している患者がスキーヤーであるオッズが164%高い，というのと同じである.

オッズ比はリスク比と同じように解釈されることが多い．オッズが低い時にはこれは理にかなっているが，ありふれたイベントでは，オッズとリスクは，（したがって，それらの比も）かなり異なった値になる．例えば，男児が生まれるオッズは1であるが，リ

---

*訳注：ケース・コントロール研究などにおいて，リスクファクターの有無以外の因子ができるだけ両群間で一致するように被験者を選ぶこと．年齢などの連続量の場合は一定の範囲で一致させる.

14 オッズ比

スクは 0.5 である．しかし，前出の副作用の例では，オッズは
0.0101 であり，リスクの値，0.01 とほぼ等しい．ケース - コント
ロール研究では，リスク比ではなくオッズ比を用いることに注意
しよう．

15 リスク減少，および，治療必要数
Risk reduction and number needed to treat

重要度は？

★★★　5%以下の論文にしか出てこないが，日常臨床において，特定の治療法がどの程度役立つか知りたい場合に有用である．

難易度は？

●●●●●　相対リスク減少（relative risk reduction, RRR），および，絶対リスク減少（absolute risk reduction, ARR）は少し集中しないと理解できない．治療必要数（number needed to treat, NNT）はきわめて直観的で，使いやすく，それ程難しくはない．

用途は？

ある治療が，単に，有効であるというだけでなく，どの程度の頻度で効果があるのかを知りたい時に用いる．

意味は？

ARR は，介入群と対照群におけるイベントのレート（rate）の差である．通常はパーセントで表される．
NNT は，1 人の患者がその治療による効果を得るために要する患者の数である．100 を ARR で割って求める．すなわち，

$$\text{NNT} = \frac{100}{\text{ARR}}$$

RRR は，介入がイベントのレートを減少させる割合である．ARR を対照群のイベントのレートで割って求める．

例 ....

膣にカンジダ菌が検出された女性，100 人に経口抗真菌薬，別の 100 人にプラセボを投与した．3 日後に検査した結果を Table 4 に示す．

■ Table 4　経口抗真菌薬のプラセボ対照試験の結果

抗真菌薬投与		プラセボ投与	
改善	非改善	改善	非改善
80（80%）	20（20%）	60（60%）	40（40%）

ARR＝対照群における非改善率－介入群における非改善率＝40%－20%＝20%

$$\text{NNT} = \frac{100}{\text{ARR}} = \frac{100}{20} = 5$$

つまり，プラセボとの比較において，1 人の患者が抗真菌薬による治療効果を得るために，5 人の患者を治療する必要がある．

プラセボで 40%だったカンジダ症の発生率が，この治療によって 20%に減少した．

$$\text{RRR} = \frac{\text{ARR}}{\text{対照群（プラセボ）のイベントのレート}} = \frac{20}{40} = 0.5$$

よって，RRR は 50%である．

もう 1 つの臨床試験．若年者を高価な高脂血症治療薬で治療し，5 年後の虚血性心疾患（IHD）による死亡率を調べた結果を Table 5 に示す．

■ Table 5　クレバスタチンのプラセボ対照試験の結果

クレバスタチン投与		プラセボ投与	
生存	死亡	生存	死亡
998（99.8%）	2（0.2%）	997（99.7%）	3（0.3%）

ARR＝対照群における死亡率－介入群における死亡率＝0.3%－0.2%＝0.1%

$$NNT = \frac{100}{ARR} = \frac{100}{0.1} = 1000$$

つまり，プラセボとの比較において，5年間の間に死んだかもしれない1人の患者を生存させるには，1000人の患者をクレバスタチンで治療しなければならない．

プラセボで0.3%だったIHDによる死亡数が，この治療によって0.2%に減少した．

$$RRR = \frac{ARR}{\text{対照群（プラセボ）のイベントのレート}} = \frac{0.1}{0.3} = 0.333$$

RRRは33.3%である．

RRRとNNTは，同じ研究から得られた値であっても，この薬を処方するかどうかを考える時に相反する影響を与えることがある．この例では，RRRが33%というのはかなり良い値ではあるが，NNTが1000人という数字を見るとそれ程魅力的には思えない．生存者にとっては，999人が5年間，不必要な治療を受けたことになるからだ．

⑮ リスク減少、および、治療必要数

注意点は…… ‥‥‥‥‥‥‥‥‥‥‥‥‥‥‥‥‥‥‥‥‥‥‥‥‥‥‥‥‥‥‥‥‥‥

ARRの計算は容易であり，計算に必要な数値（パーセント）は，通常，論文のアブストラクトに書かれている．

治療により改善した比率から，治療を受けずに改善した比率を引けばよい．

100をその値で割ればNNTが求められる．

NNTに関して，注意すべき点は，

（a）何の治療か？
　　・副作用は？
　　・費用はどのくらいか？
（b）治療期間は？

(c) 何をしたいのか？
   ・どのくらいの重症度のイベントを起こらないようにしたいのか？
   ・もしそのイベントが起こった場合，治療は容易か？

NNT が小さい程よい治療であるが，状況を考えなければならない．
(a) ペニシリン V との比較において，喉の痛みを 6 時間軽減するのに高価なブランダマイシン*で治療する場合，NNT が 10 人だとすると
   ・魅力的ではない．
(b) 標準的な化学療法等との比較において，有害作用のない化学療法薬で白血病による死亡を阻止する場合，NNT が 10 人だとすると
   ・価値がある．

予防のための NNT の予測値はもっと大きい．例えば予防注射の NNT は数千人であるが，十分価値がある．

害必要数（number needed to harm, NNH）も重要である．

これはその治療によって 1 人の患者が，例えば副作用（SE）の害を受けることになるために要する患者の数である．100 を絶対リスク増加（absolute risk increase, ARI）で割って求める．すなわち，

$$NNH = \frac{100}{ARI}$$

---

*訳注：前出のクレバスタチン（Cleverstatin），および，ブランダマイシン（blundamycin）は共に造語．clever：才走った，blunder：間抜けな．

前の例で，クレバスタチンを投与した患者の 6% に消化性潰瘍が
生じたのに対して，プラセボでは 1% に生じた．

ARI＝介入群における SE 出現率−対照群における SE 出現率＝
6%−1%＝5%

$$NNH = \frac{100}{ARI} = \frac{100}{5} = 20$$

すなわち，20 人の患者を治療する毎に，1 人消化性潰瘍を生じる．
ARR と RRR は，パーセントの代わりに率で表すこともできる．
「ARR が 20%」と，「ARR が 0.2」は同じことである．
ARR がパーセントではなく率で書かれている場合，NNT の計算
式は以下のようになる．

$$NNT = \frac{1}{ARR}$$

試験のための助言 ·····································

与えられた研究結果から，RRR，ARR，および，NNT が計算で
きるようにしておこう．Table 5 のような単純な表を書いてみる
と分かりやすくなる．

関係解析のための統計

16 相 関
Correlation

重要度は？ ・・

✪ 医学論文の 8% に用いられているだけである.

難易度は？ ・・

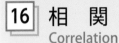

用途は？ ・・

2 つの変数（variable）の間に直線的な関係がある時，相関がある
という．子供の身長と体重や，社会経済的階級と死亡率などがそ
の例である.

関係の強さは，相関係数（correlation coefficient）で表される.

意味は？ ・・

相関係数は r で表す．例えば，$r = 0.8$.

正の相関係数は，一方の変数が増加するに従って他方の変数も増
加し，グラフは左から右上への傾きを持つ直線であることを意味
する．子供は背が伸びるに従って体重が増えるので，身長と体重
には正の相関がある.

負の相関係数は，一方の変数が増加するに従って他方の変数が減少し，グラフは左から右下への傾きを持つ直線であることを意味する．社会経済的階級が高いと死亡率が低いという関係があり，2つの変数には負の相関がある．

もし2つの変数の間の直線関係が完全であれば，正の相関なら，$r=1$，負の相関なら，$r=-1$である．

全く相関がなければ，グラフの点は完全にランダムに散らばっており，$r=0$である．

相関の高さに関して，以下のような経験則がある．

$r=0\sim0.2$	：非常に低く，おそらく意味がない
$r=0.2\sim0.4$	：低い相関であるが，さらに研究を続けた方がよい
$r=0.4\sim0.6$	：ほどほどの相関
$r=0.6\sim0.8$	：高い相関
$r=0.8\sim1.0$	：非常に高い相関．多分高すぎる！　これほど高い相関がある場合，エラーや，何か別の理由があるのではないかチェックした方がよい

この目安は負の相関にも当てはまる．

例

看護師が，診療所で測定した空腹時血糖値から，HbA₁c（血糖値コントロールの指標）の値を予測したいと考えた．ひと続きの 12 人の糖尿病患者を観察し，空腹時血糖を書きとめ，同時に HbA₁c 測定用の採血を行った．両測定値を比較し，Fig 10 のようなグラフを描いた．

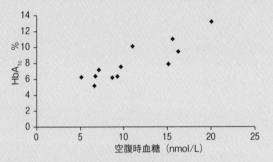

■ Fig 10　12 人の糖尿病患者の空腹時血糖と HbA₁c

この例では $r = 0.88$．非常に高い相関を示している．このようなグラフを「散布図」（scatter plot）と呼ぶ．

作業療法士が，身体活動を測定するスケールを作成し，12 人の成人患者において，ボディマス指数（BMI）との間に相関があるかどうか調べた．Fig 11 に両者の関係を示す．

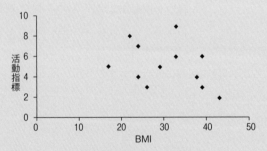

■ Fig 11　12 人の成人患者の BMI と活動指標

この例では，$r = -0.34$ であり，低い相関を示している．r が負の値であることから，負の相関，つまり，身体活動が高いレベルにあるほど BMI が低い傾向があることがわかる．

注意点は……

相関から，2 変数の関連（association）の強さはわかるが，因果
関係があるかどうかはわからない．

ピアソンの相関係数（Pearson correlation coefficient），ピアソン
の r は，データが正規分布 ［☞ 4 ］ に従う母集団からの標本の場
合に用いる．正規分布に従わない場合は，スピアマンの順位相関
係数（Spearman rank correlation coefficient）を用いるが，両者
の解釈の仕方は同じである．

グラフがあれば，r の値がなくても，データの散らばり具合から
関係の強さがわかる．

相関の統計学的有意性とは，r の値の信頼性であり，臨床的重要
性を示しているわけではない．十分なデータ数で行われた研究で
あれば，臨床的にはあまり重要ではない低い相関があっても高度
に有意となる．したがって，相関の大きさを考慮する必要がある．

相関係数に信頼区間を添える場合もある ［☞ 8 ］．

時々，寄与率，R^2 が用いられるが，r を 2 乗したものである．2
乗した値は常に正になるため，R^2 からグラフの傾きが上向きか
下向きかを知ることはできない．

R^2 から言えることは，一方の値の変動のうち，どの程度が他方の
値の変動と関係しているかということである．

Fig 10 では，$r = 0.88$ であり，$R^2 = 0.88 \times 0.88 = 0.77$．これは HbA_{1c}
の変動のうち，77％が空腹時血糖の変動と関係していることを意

味している.

R^2 が 1 に近いほど，相関が高い.

相関を用いて多数の変数を比較しておいて，その中から，たまたま有意であったものだけを提示するのはしごく容易なことである．有意な相関が見られた時には，妥当な説明がつけられるかどうかチェックしたほうがよい.

相関とは，変数間の線形（直線）の関係を表すことを覚えておこう．2変数が強く関係していても，直線的でなければ r の値は低くなる.

17 回　帰
Regression

重要度は？ ....

★★★☆　回帰分析は論文の 1/3 に用いられている.

難易度は？ ....

◐◐　　　データ点の間を通る代表的な線を引くという考え方は比較的簡単
　　　　である. しかし, 回帰モデルの適合度に関する数学を理解するの
　　　　は難しい.

用途は？ ....

　　　　回帰分析は, 一方のデータが他方のデータとどのように関係して
　　　　いるかを調べる時に用いる.

　　　　ある測定値を他の測定値の代用として使いたい —— 例えば, 臨床
　　　　検査をせずに, 簡易試験の結果で代用する時に, 回帰分析は非常
　　　　に有用である.

意味は？ ....

　　　　「回帰直線」は, グラフ上のデータ点の間を通るもっとも適合度の
　　　　よい直線である. データ点と直線の平均距離を最小にする「最小
　　　　2 乗法」(least squares) と呼ばれる手法によって算出される.

「回帰係数」はグラフの傾きを表す．つまり，一方のアウトカムが 1 単位変化した時の，他方の値の変化を表す．

例 ....

Fig 10 [☞ 16] のグラフについて考えてみよう．統計学的計算によって，Fig 12 に示すような，点の散らばりを通る，もっとも適合度のよい線を求める．

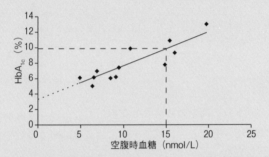

■ Fig 12　12 人の糖尿病患者の空腹時血糖と HbA$_{1c}$ の線形回帰プロット

この直線は「回帰直線」と呼ばれる．

HbA$_{1c}$ の値を予測するには，単純に，グラフ上に血糖値をプロットすればよい．空腹時血糖が 15（nmol/L）の場合，HbA$_{1c}$ は約 9.9%と予測できる．

これを計算によって求めることもできる．回帰直線の傾きと位置は，「回帰式」を用いて表すことができる．

　　HbA$_{1c}$＝3.2 ＋（0.45×血糖値）

0.45 は，グラフの傾きであり，「回帰係数」（regression coefficient）と呼ばれる．

3.2 は，グラフ上で直線の位置，すなわち，直線が縦軸と交わる点を示しており，「回帰定数」（regression constant）と呼ばれる．

血糖値が 15 nmol/L の場合は，

　　HbA$_{1c}$＝3.2 ＋（0.45×15）＝3.2＋6.75＝9.95%

回帰式を以下のように表すと，どんな回帰直線に対しても適用することができる．

$$y = a + bx$$

a が回帰定数，b が回帰係数であり，グラフの横軸上の値，x から，縦軸上の値，y を予測する．

回帰で用いられるその他の値

回帰係数，および，回帰定数には，計算の精度を表す「標準誤差」（standard error）が添えられていることがある．値そのものは気にせず，その P 値を見てほしい．P 値が低いほど有意性は高い．

R^2 が書かれていることもある．これは回帰によって説明されるデータの変動の総量を表している．この例における R^2 は 0.77 である．これは HbA_{1c} の変動のうち，77%が血糖値の変動で説明される，ということを表している．

別のタイプの回帰

上記の例は，データ点に適合する線が直線なので，「線形回帰」（linear regression）である．

その他の回帰として，

ロジスティック回帰（Logistic regression）：標本中の各個人が，2つのグループ（例えば病気を持っているか，持っていないか）のうちの一方にしか属すことができない場合に用いる．アウトカムは，個人が一方のグループに属している確率として表される．

58

ポアソン回帰（Poisson regression）：主に，待ち時間や，稀なイベントが起こる間隔を調べる時に用いる.

多変量回帰（Multiple regression）：アウトカムに対する2つ以上の変数，例えば喘息患者のピークフローに対する年齢，性別，およびBMIの影響を比較する.

注意点は……

元のデータの範囲の外側での予測を目的として，回帰を用いてはいけない．前の例では，血糖値が5〜20の間においてのみ予測が可能である.

回帰か，相関か？

回帰と相関はしばしば混同される.

相関は，2つの変数の直線関係の強さを測る.
回帰は，変数の関係を式で表して定量化する．通常，一方の変数が他方の変数に先行する，あるいは，原因となっている場合にのみ用いられる.

18 生存時間分析：生命表，および，カプラン‐マイヤープロット

Survival analysis: life tables and Kaplan-Meier plots

重要度は？

★★★　生存時間分析は 25％以上の論文に用いられている．

難易度は？

●●●　生命表の解釈は難しいが，ほとんどの論文では，母集団に起こったことを，経時的に，視覚に訴えるわかりやすいグラフで表してある．

用途は？

生存時間分析は，1つのイベントが起こるまでの時間を問題にする．イベントは死亡であることが多いが，例えば，退院するまでの時間など，単一のイベントであれば何でもよい．

生存時間分析は，最終イベントがすべての患者に起こらなくても，あるいは，各人の情報が限られた期間しか得られない場合でも，打ち切り（censored）例として扱うことができる．

意味は？

生命表（Life table）：生存者の割合を経時的に示した表．

さまざまな生命表の解析法があるが，多数の固定点でデータを調べ，その時点での生存率を計算する．カプラン‒マイヤー法が最もよく用いられる．

カプラン‒マイヤー（Kaplan-Meier）法：
本法は固定された間隔ではなく，変化が起こった時点で，つまり，グループの中で最終イベント（例えば死亡）が起こる毎に，生存率を再計算する．

通常，生存プロット（survival plot）と呼ばれている．Fig 13 は，架空の例を示す．

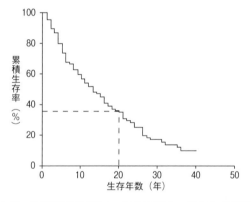

■ Fig 13　リウマチ患者のコホートのカプラン‒マイヤー生存プロット

破線は 20 年の時点で，このグループの患者の 36％が生存していることを示す．

注意点は……

生命表，および，カプラン‒マイヤー生存推定法は，グループ間で生存率を比較する場合にも用いられる．Fig 14 のプロットは，上記のグループの患者を男女に分けて比較したものであり，2 つのグループの生存率の違いを明瞭に表している．

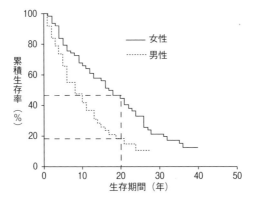

■ Fig 14　リウマチ患者の男女を比較したカプラン‐マイヤー生存プロット

この例では，20 年の時点で，女性の 46％，男性の 18％が生存している．

観察の打ち切りがある各時点で，残ったコホートはだんだん小さくなっていく．推定生存期間の信頼性は時とともに低下していく．

2 つのグループの生存期間を比較する検定法は，ログランク検定（log rank test）と呼ばれている．P 値を見れば，検定結果の有意性を知ることができる．

生存時間分析のための統計

19 コックス回帰モデル
The Cox regression model

「コックス比例ハザード生存モデル」（Cox proportional hazards survival model）とも呼ばれる.

重要度は？ ···

⭐⭐⭐　1/4 以上の論文に出てくる.

難易度は？ ···

　最終的に得られる「ハザード比」（hazard ratio, HR）を理解することだけを目標にするとよい.

用途は？ ···

コックス回帰モデルは, 特定のイベント（通常は死亡）と, 喫煙状況や体重などの説明変数（explanatory variable）との関係を調べるために用いる.

意味は？ ···

コックス回帰モデルによって, いろいろな要因が最終イベントまでの時間に及ぼす影響の推定値を求めることができる.

いろいろな要因の影響, 例えば, 男性が女性に比べてどのくらい

余命が短いかということの有意性と同時に，このモデルから各個
人（例えば，虚血性心疾患を持つ 60 歳の女性や喫煙している 40
歳の男性）の余命の推定値も得られる．

ハザード比（HR）とは，観測された一方のグループにおける特定
のイベントの確率（ハザード）を，他方のグループにおけるイベ
ントの確率（ハザード）で割った比である．HR が 1 であれば，リ
スクは他方のグループの 1 倍，すなわち，同じである．HR が 2
なら，リスクは 2 倍である．

例 ....

コックス回帰モデルは，特定のグループに属していることによる影響を，他のグルー
プと比較する．

リウマチコホート［☞ Fig 13］を用いて，性別が生存率に及ぼす影響を計算すること
ができる．Table 6 は，性別が生存期間に及ぼす影響のコックス回帰モデル推定値で
ある．

■ **Table 6**　**リウマチ患者のコホートにおいて，性別が生存期間に及ぼす影響のコックス回帰
モデル推定値**

パラメータ	HR [a] (95%CI) [b]	df [c]	P 値 [d]
性別（男性）	1.91 (1.21〜3.01)	1	<0.05

a)　HR が 1.91 であるということは，いずれの時点においても，男性の死亡のリスクは，女性
　　に比べて 1.91 倍であるということを意味している．
b)　95%CI が 1.21〜3.01 とは，真の HR がこの区間に含まれることが，95%信頼できるとい
　　うことを意味している．
c)　自由度［☞用語集］
d)　P 値が< 0.05 であることから，結果は有意である．

19 コックス回帰モデル

20 感度，特異度，および，予測値
Sensitivity, specificity and predictive values

重要度は？ ·····································

★★　少数の論文に出てくるだけであるが，スクリーニングの研究論文を読むには，実用的な知識を身につけている必要がある．

難易度は？ ·····································

☺☺☺　ごく単純な表から，持て余すほど多くの情報を引き出すことができる．

頭がクラクラしないよう，気力十分と感じられるようになってからこのセクションを読むほうがよい．クリアな知識が身につくまで，数日間続けて復習する必要がある．

用途は？ ·····································

スクリーニングや検査値を解析する時に用いる．

意味は？ ·····································

何らかの疾患のスクリーニング検査を考えてみよう．

各々の患者に関しては，

・疾患そのものがあるか，ないか，のどちらかである．
・検査結果が陽性か，陰性か，のどちらかである．

我々はその検査の有用性を知る必要がある．

複数の患者の結果は Table 7 に示したような，2 元表にすること
ができる．この作業をやってみよう．

■ Table 7　2 元表

		疾患	
		あり	なし
検査結果	陽性	A	B 偽陽性 （false positive）
	陰性	C 偽陰性 （false negative）	D

感度（sensitivity）：もし患者が疾患を持っているなら，その検査
でどの程度陽性となるか，すなわち，「患者中の陽性率」を求める．

$$\frac{A}{A+C}$$

この検査における疾患の発見率である．

特異度（specificity）：もし患者が本当は健康であるなら，その検
査でどの程度陰性となるか，すなわち，「非患者中の陰性率」を求
める．

$$\frac{D}{D+B}$$

この検査における疾患の可能性の除外率である.

陽性予測値 (positive predictive value, PPV):検定結果が陽性だった場合,その患者がその疾患を持つ尤度 (likelihood)[*] はどのくらいか?

$$\frac{A}{A+B}$$

陰性予測値 (negative predictive value, NPV):検査結果が陰性だった場合,その患者が健康である尤度はどのくらいか?

$$\frac{D}{D+C}$$

完全無欠の検査であれば,感度,特異度,PPV,および,NPV はいずれも 1 になる.これらの値が低い(ゼロに近い)ほど,有用性が低い.

---

[*]訳注:統計学的に母数の尤もらしさを表す用語.統計用語としての確率 (probability) とは異なるが,近い意味を持つので,一般用語としての「確率」,あるいは「可能性」などと読み替えると理解しやすい.

例

混乱したかな？　例を見てみよう.

吐血を起こして収容された 100 人の患者に, 胃がんの有無を調べる血液検査をすることを想像してみよう. 実際に胃がんがあるか, ないかは, 内視鏡検査と生検により診断する. 結果を Table 8 に示す.

■ Table 8　胃がんの血液検査の 2 元表

		胃がん	
		あり	なし
血液検査結果	陽性	20	30
	陰性	5	45

$$感度 = \frac{20}{20+5} = \frac{20}{25} = 0.8$$

実際に胃がんである場合, 血液検査でがんを発見できる可能性は 80%（0.8）である.

$$特異度 = \frac{45}{30+45} = \frac{45}{75} = 0.6$$

胃がんがなければ, この検査が陰性である可能性は 60%（0.6）であるが, 40%の人は偽陽性となる.

$$PPV = \frac{20}{20+30} = \frac{20}{50} = 0.4$$

血液検査が陽性であれば, その患者が実際に胃がんである可能性は 40%（0.4）である.

$$NPV = \frac{45}{45+5} = \frac{45}{50} = 0.9$$

この検査が陰性であれば, その患者が実際に胃がんでない可能性は 90%（0.9）である. しかし偽陰性, つまりその患者が胃がんである可能性が 10%（0.1）存在する.

尤度比（likelihood ratios, LR）

さらに，知っておくべき比がいくつかある.

どのような検査の前にも，ある条件を持つ患者には，「検査前確率」と呼ばれる背景的な確率がある. 検査は疑いの方向をどちらかに動かして，「検査後確率」をもたらす. 尤度比（LR）は検査結果を知ることによって，どのくらいその確率が変化するかを表している.

陽性尤度比（LR＋）は，その検査結果が陽性だった時，患者がその状態を有する可能性が何倍になるかを表す. LR＋を計算するには，感度を（1－特異度）で割ればよい.

また，頭がクラクラしてきた？ 先の例を用いて，結果が陽性だった時の LR を計算してみよう.

$$\mathrm{LR}+ = \frac{\text{疾患を持つ患者が陽性になる確率}}{\text{疾患を持たない患者が陽性になる確率}}$$

$$= \frac{\text{感度}}{(1-\text{特異度})} = \frac{0.8}{1-0.6} = \frac{0.8}{0.4} = 2$$

つまり，検査結果が陽性なら，その患者が実際に胃がんである確率は 2 倍になる.

陰性尤度比（LR－）は，その検査結果が陰性だった時，その状態を有するリスクが何分の 1 に減少するかを表す.
同じ検査に対して，

$$\mathrm{LR}- = \frac{\text{疾患を持つ患者が陰性になる確率}}{\text{疾患を持たない患者が陰性になる確率}}$$

$$= \frac{(1-\text{感度})}{\text{特異度}} = \frac{(1-0.8)}{0.6} = \frac{0.2}{0.6} = 0.33$$

今度は，検査結果が陰性なら，その患者が実際に胃がんであるリスクは検査前確率の3分の1になる．

LRの範囲は0から無限大である．LRが1以上で高ければ高いほど，疾患の可能性は高くなる．LRが0に近ければ近いほど，疾患の可能性は減る．LRが1に近い検査は診断能力を欠いている．

カットオフポイントとROC曲線（Cut-off points and ROC curve）

例えば糖尿病のスクリーニング時の血糖値など，ほとんどの臨床検査にはとりうる値の範囲がある．検査における血糖値の「カットオフ」が変わると感度と特異度が変化する．カットオフポイントが低い場合（例えば，血糖値，9 mmol/L）は，より多くの真陽性を識別するが，偽陽性が多くなる．カットオフポイントが高い場合（例えば，血糖値，15 mmol/L）は，真陽性は少なくなるが，偽陽性も少なくなる．

偽陽性となった場合と偽陰性となった場合を比べて，どのくらいの深刻さ，あるいは影響があるかバランスをとる必要がある．ゴールドスタンダードテストが高価または侵襲的である場合は，偽陽性の数を最小限に抑え，特異度が高くなるカットオフポイントを用いる．

患者を見逃した時の不利益が大きい場合，例えば，治療法が存在する致命的疾患の場合，検査の真陽性率を最大化する必要があるため，感度が高くなるカットオフポイントを用いる．

真陽性率が最も高く，偽陽性率が最も低くなるようなカットオフポイントを選択することもできる．

受信者操作特性（receiver operating characteristic, ROC）曲線は，カットオフポイントを変えた時の真陽性率（感度）を偽陽性率（1-特異度）に対してプロットする．ROC 曲線上の各ポイントは，判定閾値を変えた時の真陽性率と偽陽性率のペアを表す．ROC 曲線下面積はこの検査の有用性の指標となる．

注意点は…… ....

助言：自分で架空のスクリーニングや診断テストを作り，表に数字を書き込んで，いろいろな値を算出してみるとよい．次に検査結果を変えて，検査の有用性を高くしたり低くしたりして，値がどのように変化するか見てみよう．

稀な疾患では，診断テストが非常に高い感度を持っていても，PPV が低くなることに気がつくだろう．

まだ混乱していても恥じることはない．我々よりもずっと頭のいい同僚の多くが，感度や PPV などがゴチャゴチャになってわけがわからなくなったと認めているのだから．

以下のまとめをスマホにでも写しておいて，論文を読む時に参考にするとよいだろう．

・**感度**：もし患者が疾患を持っているなら，その検査でどの程度陽性となるか.

・**特異度**：もし患者が本当は健康であるなら，その検査でどの程度陰性となるか.

・**陽性予測値（PPV）**：検査結果が陽性だった場合，その患者がその疾患を持つ尤度

・**陰性予測値（NPV）**：検査結果が陰性だった場合，その患者が健康である尤度

・**陽性尤度比（LR＋）**：その検査結果が陽性だった場合，患者がその状態を有するという検査前確率に掛ける値.

・**陰性尤度比（LR－）**：その検査結果が陰性だった場合，患者がその状態を有していないという検査前確率に掛ける値.

試験のための助言 ・・・

　問題中の数値を2元表に変えさせ，感度やPPVなどを計算させる問題がよく出題される．これらの値をすばやく計算できるようになるまで復習しておこう．

21 一致度
Level of agreement

重要度は？

⭐ あまり使われない.

難易度は？

😊😊😊

用途は？

人やテストが，どのくらい一致するかを比較するものである.

典型的な使い方は，同じテストを繰り返して行う場合の精度の検定である.

意味は？

一致度は 0 から 1 まで変化しうる.

一致度が 0 とは，偶然の一致，と考えられる程度以上の一致度ではないことを意味している.

一致度が 0.5 以上であれば，一致度がよい. 0.7 以上なら非常によいと言える.

一致度が1であれば，完全に一致している．
「連続変数」（例えば血糖値のように，ある範囲内でどんな値でも
とりうる変数）に対して，通常用いられる一致度の指標は「級内
相関係数」（intra-class correlation coefficient，ICC）である．

データが順序カテゴリ（順序データ）の場合は，「カッパ値」
（Kappa，κと書かれることが多い）がよく用いられる．

例

同じ子宮頸部塗抹標本を，2つの病院の細胞学部門で検査した．どちらの研究室も，
各スライドを正常，CIN_1，CIN_2，CIN_3，および，浸潤ガンという順序カテゴリで分類
した．$\kappa = 0.3$であれば，2つの研究室間の一致度は低いと言える．

注意点は……

一致度は相関とは異なる．例えば，2人の臨床医が独立して簡易
知能検査を行い，一方が他方より常に5ポイント高いスコアをつ
けたとしたら，相関は高いが，一致度は非常に低い．

一致度にはP値（☞ 9）が添えられることがあるが，有意性は一
致度の重要性を示すものではない．

22 その他の手法
Other concepts

> ▶ 多重検定の調整（Multiple testing adjustment）

重要度　★

難易度　🈞🈞

間違った結論に行き着く可能性があることを容認する，というのは統計学の基本である．P 値が 0.05 の時に帰無仮説を棄却するということは，その仮説を棄却すべきではないという可能性が 5% ある，すなわち，間違った結論に行き着いた可能性が 5% あるということを表している．

検定を何回も行うと，1 回の検定ごとに間違いを犯す可能性があるので，検定の回数が多いほど間違った結論に行き着く可能性が増える．

多重検定の調整法（multiple testing adjustment）は，間違った結論に行き着く可能性を，全体として一定の値（通常は 5%）に保つように P 値を調整する．

最もよく用いられる手法は，ボンフェロニ（Bonferroni）の調整である．

▶ 片側検定と両側検定（1- and 2-tailed tests）

重要度　★

難易度　🌓

「帰無仮説」［☞ 9 ］を棄却しようとする時，一般には，2つの可能性を念頭においている．例えば，新しい治療法は現在の治療法と比べて，良いという理由で，もしくは，悪いという理由で棄却できる．このように両方向に対して棄却できるような帰無仮説の場合は，両側検定（two-tailed test）を行い，結果が検定統計量の分布のどちらの裾にあっても帰無仮説を棄却する．

場合によっては，新しい治療法が現在の治療法よりも良いかどうかに興味はなく，現在の治療法よりも悪い時だけ棄却したいと考えるような状況がある．この場合は片側検定（one-tailed test）の方がうまく解析できる．ただし，片側検定が用いられている時はちょっと疑ってかかった方がよい．両側検定では有意ではない P 値であっても，片側検定を用いると有意になることがあるからだ．論文の著者らはその方が得だと考えて片側検定を使っていることもある．

▶ 発生率（Incidence）

重要度　★★★

難易度　🌓🌓🌓🌓

一定期間中に，新たに発生した特定の症状を持つ患者の，母集団における比率．

例：ある診療所の患者 1000 人中，毎年，15 人がブレット麻痺（架

空の疾患）を起こす．年間の発生率（incidence）をパーセントで
表すと，

$$\frac{15}{1000} \times 100 = 1.5\%$$

2つのグループ間で一定期間の発生率を比較するには「発生率比」
（incidence rate ratio）を用いる．

> ▶ 有病率（Prevalence）＝点有病率（Point prevalence rate）

重要度　✪✪✪
難易度　❶❷❸❹

ある単一の時点において存在している，特定の症状を持つ患者の，
母集団における比率．

例：研究期間中に，ある診療所の患者1000人中90人がブレット
麻痺を患っていた（昨年診断された15人＋過去に診断された75
人）．有病率（prevalence）をパーセントで表すと，

$$\frac{90}{1000} \times 100 = 9\%$$

ブレット麻痺のような慢性疾患では，発生率は有病率より少なく，
毎年新しく診断されることにより患者数が増えていく．

罹患期間の短い疾患では反対のことが言える．毎年人口の75%
が風邪をひくが（発生率），どの瞬間を取っても，実際に風邪にか
かっている患者は2%に過ぎない（有病率）．

• •

発生率と有病率の違いを説明できるかどうかチェックしよう.

▶ パワーおよびサンプルサイズ（Power and sample size）

重要度　★★
難易度　🌑🌑🌑

ランダム化比較試験などの研究を計画する際には，臨床的に重要
な差が実際に存在する場合に，それを検出するために必要なサン
プルサイズを求めるパワー計算を行う．研究の「パワー」は，1 –
［タイプⅡエラーが発生する確率］で表され，通常は80％，ある
いは90％に設定する.

以前の治療法では治癒率が0％で，100％治癒が予想されるのであ
れば，非常に小規模な研究でもその差（効果サイズ）を検出する
十分なパワーがある.

しかし，予想される改善が非常に小さい場合，例えば治癒率1％
の場合には，小規模な研究では統計学的に有意な結果を得ること
のできる十分なパワーがないため，非常に大きなサンプルサイズ
が必要になる.

必要なサンプルサイズは，有意水準（タイプⅠのエラーが発生す
る確率）にも依存する．通常，5％に設定する．実際には差がない
場合でも，群間に有意差があると結論付ける確率が5％であるこ
とを意味する.

22 その他の手法

▶ ベーズ統計学（Bayesian statistics）

重要度　★

難易度　◐

ベーズ統計学（Bayesian statistics）は，本書で扱っている古典的な「頻度論学派（frequentist）」の統計学とは全く異なった統計学的アプローチであり，それほど頻繁に使われることはない.

ベーズ統計学は，標本データそのものではなくて，既存の情報を用いて構成した「事前確率分布」（prior distribution）を用いる．過去の研究結果のみならず，例えば，過去の意見や経験に対しても，数値で重み付けをすることができる.

重要な点は，研究者によって，同じ結果に対する重み付けが異なることである.

新しい標本データを用いて，この事前情報を調整した「事後確率分布」（posterior distribution）を得る．このようにして，異質の要素を含む古いデータと新しいデータの両方を考慮した数値が得られる.

ベーズ手法は我々のものの考え方を反映しており，直観的である．我々が新しい研究論文を読む時，既存の意見や知識，患者を扱った経験の中に，論文の内容も考慮に入れるのであって，論文に書かれた結果だけを切り離して考えているわけではない.

23 最近の主要医学論文に見る使用例
Introduction

このセクションでは，研究者が自分たちの研究を記述，分析するためにどのように統計手法を用いているかを実例により示した.

British Journal of Medicine, BJU International, The New England Journal of Medicine, および，*The Journal of the American Medical Association* の研究論文から抜粋したものである．オリジナル論文は以下のサイトからダウンロードすることができる.

- www.bmj.com
- www.bjuinternational.com
- www.nejm.org
- jamanetwork.com

分かりやすくするためにアブストラクトにわずかな変更を行ったが，データには変更はない.
このセクションでは，これまでに学習した知識を試すことができる.

- まず，要約と結果を読んで，どんな統計手法が用いられているか書き出す.
- なぜこれらの手法が用いられたのか考える.
- 次に，結果を解釈する.
- 最後に，解説と比較して理解度をチェックする.

24 平均値，標準偏差，中央値，および，オッズ比
Means, standard deviations, medians and odds ratios

以下の論文を改変した.

Henrichs J, Verfaille V, Jellema P, et al. Effectiveness of routine third trimester ultrasonography to reduce adverse perinatal outcomes in low risk pregnancy (the IRIS study): nationwide, pragmatic, multicentre, stepped wedge cluster randomised trial. BMJ, 2019;367:l5517. doi: 10.1136/bmj. l5517

要約

背景： 妊娠第三期の超音波定期検査では，通常のケアにおいて子宮底長を連続的に測定して臨床的に必要とされた場合の超音波検査と組み合わせるよりも，妊娠期間（SGA）に比して小さい新生児を検出する頻度が有意に高い．しかし，妊娠第三期の超音波定期検査が重篤な周産期有害アウトカムの発生率を低下させるという証拠はない.

目的： 通常のケアと比較して，妊娠第三期の超音波定期検査が重篤な周産期有害アウトカムの発生率を低下させるかどうかを調べる.

方法： ランダム化比較試験．助産医院を，介入戦略（通常のケアに加えて，妊娠 28〜30 週と 34〜36 週の 2 回の定期的生体測定スキャン），または，通常のケアのいずれかにランダム割り付け．主要アウトカム指標は，重篤な周産期有害アウトカムの複合.

結果： 助産医院で，13,520 人の妊娠中期の女性が登録された（妊娠期間，平均 22.8 週，SD 2.4 週）．通常のケア群よりも介入群で，出生時において妊娠期間に比して小さい症例が有意に多く検出された（32% vs 19%，$P < 0.001$）．重篤な周産期有害アウトカムの発生率は，介入群では 1.7%（7,040 人中 118 人），通常のケア群では 1.8%（5,953 人中 106 人）であった．交絡因子の調整後，群間に有意差はなかった（オッズ比 0.88，95%信頼区間 0.70 〜 1.20）.

どんな統計手法が，なぜ用いられたのか？ ·······························

このランダム化比較試験は，妊娠第三期の超音波定期検査を追加することにより，周産期有害アウトカムが減少したかどうかを評価するためにデザインされた．

著者らは，標本の妊娠週数は正規分布していると想定し，平均週数を用いて，その周りの広がりを標準偏差で示している．

2つの群の女性の数が異なるため，妊娠期間に比して小さいとして検出された乳児の数，および，重篤な周産期有害アウトカムの数を比較する尺度としてパーセントが用いられている．

これは女性の2つのコホートを追跡した前向き研究であり，重篤な周産期有害アウトカムの発生率の違いを調べて2つの異なる管理方法の効果を比較している．

帰無仮説は，2つの群間で，妊娠期間に比して小さい乳児の検出率，または，重篤な周産期有害アウトカムの発生率に差がないとしている．2つの群間で検出された差が偶然に起こった確率を表すP値を計算した．

オッズ比（OR）を用いて，2つの群における重篤な周産期有害アウトカムの発生率のオッズを比較している．直接比較できるように，データは母体の年齢，BMI，喫煙や，その他考えられる交絡因子について調整された．

95％信頼区間（CI）を用いて，真のオッズ比を含む可能性が高い範囲を示した．

結果は何を意味しているのか？ ··································

すべての女性の平均妊娠週数は 22.8 週, 標準偏差は 2.4 週であった.

平均より 1 SD 低いとは, 22.8 − 2.4 = 20.4 週. 平均より 1 SD 高いとは, 22.8 + 2.4 = 25.2 週. ± 1 SD には被験者の 68.2% が含まれるので, 被験者の 68.2% は妊娠期間 20.4 〜 25.2 週である.

95.4% は妊娠 18.0 〜 27.6 週（± 2 SD）, 99.7% は 15.6 〜 30.0 週（± 3 SD）.

出生時の妊娠期間に比して小さい症例が, 通常のケア群, 19% に対して, 介入群, 32% で, より頻回に検出された. P 値は 0.001 未満であり, 差が偶然に発生した確率は 1 に対して 0.001 未満, つまり 1,000 分の 1 未満であることを意味する. P < 0.05 であるため, 統計学的に有意であると見なされる.

介入群には 7,040 人の女性がいた. これらのうち, 118 名に重篤な周産期有害アウトカムが発生した.

パーセントで表すと,

$$\frac{118}{7040} \times 100 = 1.7\%$$

これは, この群の女性が重篤な周産期有害アウトカムを経験するリスク, または確率と同じである.

潜在的な交絡因子を調整した後, オッズ比は 0.88 と計算された. これは, 介入群における重篤な周産期有害アウトカムのオッズが, 対照群のオッズの 0.88, つまり 88% であることを示す.

95％CI が 0.70 ～ 1.20 とは，真のオッズ比の値がありそうな範囲
である．オッズ比の CI には 1（オッズの差なし）が含まれている
ため，この研究における重篤な周産期有害アウトカムのオッズの
差は統計学的に有意ではない．

著者らは，この研究結果は妊娠第三期の超音波定期検査がリスク
軽減につながるとは言えないと結論づけた．

25 信頼区間，および，治療必要数
Confidence intervals and number needed to treat

以下の論文を改変した．

Wang Y, Zhikang Y, Ge L, et al. Efficacy and safety of gastrointestinal bleeding prophylaxis in critically ill patients: systematic review and network meta-analysis. BMJ, 2020; 368: l6744. doi: 10.1136/bmj.l6744

要約

背景： 胃腸（GI）出血のリスクが高い（＞4%）患者のほとんどは，集中治療室にいる間，胃酸分泌抑制剤を用いるが，GI出血予防を行うことには議論の余地がある．

目的： 重症患者において，プロトンポンプ阻害剤（PPI）使用する場合と，GI出血予防を行わない場合の，患者にとって重要なアウトカムに対する影響を比較する．

方法： 成人の重症患者におけるGI出血予防群と，プラセボ群，または予防なし群を比較したランダム化比較試験の系統的レビューとメタアナリシス．

結果： 4,317人の患者を含む8つの試験がこの解析に適格であった．出血リスクが高い患者に対して，プラセボと比較して，PPIは，おそらく臨床的に重要なGI出血を減少させる．PPIのオッズ比は0.61（95%信頼区間0.42〜0.89）である．

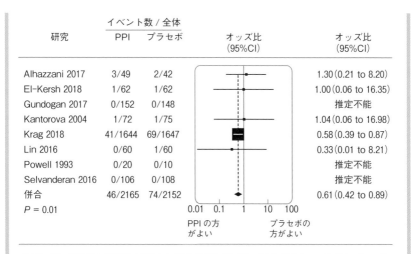

研究	イベント数 / 全体		オッズ比 (95%CI)	オッズ比 (95%CI)
	PPI	プラセボ		
Alhazzani 2017	3/49	2/42		1.30(0.21 to 8.20)
El-Kersh 2018	1/62	1/62		1.00(0.06 to 16.35)
Gundogan 2017	0/152	0/148		推定不能
Kantorova 2004	1/72	1/75		1.04(0.06 to 16.98)
Krag 2018	41/1644	69/1647		0.58(0.39 to 0.87)
Lin 2016	0/60	1/60		0.33(0.01 to 8.21)
Powell 1993	0/20	0/10		推定不能
Selvanderan 2016	0/106	0/108		推定不能
併合	46/2165	74/2152		0.61(0.42 to 0.89)
P = 0.01				

0.01 0.1 1 10 100
PPIの方がよい   プラセボの方がよい

■ Fig 15　臨床的に重要な GI 出血に対する PPIs 群 対 プラセボ群のフォレストプロット
（Figure reproduced with permission from the BMJ Publishing Group Ltd.）

㉕ 信頼区間、および、治療必要数

どんな統計手法が，なぜ用いられたのか？ ・・・・・・・・・・・・・・・・・・・・・・・・・・・・・・

　著者らは，GI 出血のリスクが高い集中治療患者において，GI 出血予防の効果があるかどうか調べるために個々のランダム化比較試験（RCTs）の結果を併合してメタアナリシスを行った．

　PPI を使用した 8 つの研究，それぞれのオッズ比と 95% 信頼区間がフォレストプロットに示され，ひし形と点線が併合された推定値を示している．

　このデータから，絶対リスク減少および臨床的に重要な GI 出血エピソードを 1 例防止するための治療必要数を計算することができる．これらの指標により介入の価値が直観的にわかる．

結果は何を意味しているのか？ •••••••••••••••••••••••••••••

Fig 15 に示すデータを使用して，PPI を服用している患者におけ
る臨床的に重要な GI 出血のオッズを計算できる．

$$\frac{\text{出血している患者数}}{\text{出血していない患者数}} = \frac{46}{(2165-46)} = \frac{46}{2119} = 0.022$$

プラセボを服用している患者における臨床的に重要な GI 出血の
オッズ：

$$\frac{\text{出血している患者数}}{\text{出血していない患者数}} = \frac{74}{(2152-74)} = \frac{74}{2078} = 0.036$$

オッズ比は，PPI 群のオッズをプラセボ群のオッズで割ることに
よって求める．

$$\frac{0.022}{0.036} = 0.61$$

オッズ比が 1 より小さいことから，PPI を服用している患者の方
が，プラセボを服用している患者より臨床的に重要な GI 出血の
リスクが低いことがわかる．

オッズ比の「真の値」があると 95%確信できる範囲は 0.42 〜 0.89
である．この 95%信頼区間（CI）には 1（リスクの差がない）が
含まれていないことから，リスク減少は統計学的に有意である．

フォレストプロットはこの解析に含まれる研究のオッズ比の多様
性を示しており，その中の 2 つの研究（Alhazzani および
Kantorova）では，PPI 群の方が出血リスクは高くなっている．4
つの研究のオッズ比の 95%CI には 1 が含まれており統計学的に
有意ではない．併合リスク比と 95%CI は，「併合」と書かれた行

に示されている.

研究結果から,絶対リスク減少(ARR)と治療必要数(NNT)を計算することができる. 相対リスク減少(RRR)も計算できる. これらの指標は,オッズではなく,各群の出血リスクを計算する必要がある.

$$\text{PPI 群のリスク} = \frac{46}{2165} = 0.021 (2.1\%)$$

$$\text{プラセボ群のリスク} = \frac{74}{2152} = 0.034 (3.4\%)$$

$$\text{ARR} = [\text{プラセボ群のリスク}] - [\text{PPI 群のリスク}]$$

$$= 3.4\% - 2.1\% = 1.3\%$$

NNT は,1 人が利益を得るために治療する必要がある患者の数である.

$$\text{NTT} = \frac{100}{\text{ARR}} = \frac{100}{1.3} = 77$$

RRR は,介入によりイベントの発生率が低下する割合である.

$$\frac{\text{ARR}}{\text{プラセボ群におけるリスク(イベント発生率)}} = \frac{1.3}{3.4}$$

$$= 0.382 (38.2\%)$$

著者らは,高リスクの重症患者において,プラセボと比較してPPI はおそらく臨床的に重要な GI 出血の減少をもたらすと結論付けた. メタアナリシスに含められた RCT の制限のため*,結論をあまり明確にすることができなかった.

___

*訳注:イベント数が 0,あるいは,サンプルサイズが小さい研究が多いため.

26 相関，および，回帰
Correlation and regression

以下の抜粋は John Wiley and Sons の許可を得て再構成した.

以下の論文を改変した.

Loke T, Sevfi D, Khadra M. Prostate cancer incidence in Australia correlates inversely with solar radiation. BJU International, 2011; 108（s2）: 66–70. doi: 10.1111/j.1464-410X.2011.10736.x.

要約

目的: オーストラリアの非都市部の男性人口における前立腺がん発生率と日射量が相関するかどうかを確かめる.

患者および方法: 明確な基準を用いて各州の地方公共団体およびテリトリーを選択. 都市部は解析から除外した.

各地方公共団体の前立腺がん発生率および長期の日射量の平均値を得た.

前立腺がん発生率および日射量の関係の強さを求めた.

結果: オーストラリアの 70 の地方公共団体における 1998-2007 年の年齢調整前立腺がん発生率と，最近 20 年間の日平均日射量との間に逆相関があった.

結論: オーストラリアにおいて，日射量が少ないほど前立腺がんの発生率は高いという関係があった.

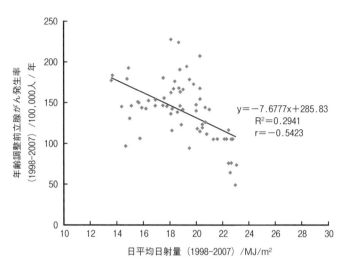

■ Fig 16　年齢調整前立腺がん発生率 vs 日平均日射量

最小 2 乗法により最もよく適合する直線を求めた.
R² は 0.294（95%CI　0.120, 0.468）であり，ピアソンの相関係数（r）
は− 0.542，両側検定　$P < 0.001$.

どんな統計手法が，なぜ用いられたのか？ ・・・・・・・・・・・・・・・・・・・・・・・・・・・

前立腺がん発生率と太陽光に曝露されることとの間に関係がある
かどうかを調べるために，両者の相関を調べる必要があった.

データが正規分布に従うことが分かったため，相関の指標として
ピアソンの相関係数を用いた.

この関係は因果関係である，すなわち，太陽光曝露が前立腺がん
に対して防御的に働くと予測ができるかもしれないと考え，デー
タの散布図に最も適合する直線（回帰直線）を求め，回帰式の回
帰係数および回帰定数を算出した.

26　相関，および，回帰

·······································

太陽光曝露と前立腺がん発生率のピアソンの相関係数は，$r =$
$- 0.542$ である．r の値はほどほどの負の相関であることを表して
いる．

$P < 0.001$ とは，もし実際には相関がなかったとしたら，r の値が
$- 0.542$（あるいはもっと大きな負の値）が偶然に生じるのは
1,000 回に 1 回以下であることを意味している．

Fig 16 は平均日射量と前立腺がん発生率を比べる回帰グラフで
ある．各点はオーストラリアの一地方の値を表しており，点の間
に引かれた線は回帰直線である．

回帰式：　y $= - 7.6777$x $+ 285.83$ がグラフ上に示されている．

この式において

x（グラフの横軸）は日平均日射量を表している．

y（グラフの縦軸）は，1 年間の男性 100,000 人あたりの前立腺が
ん発生率を表している．

回帰定数が 285.83 とは，回帰直線がグラフの縦軸（日平均日射量
$= 0$）と交わる点である．

回帰係数は直線の傾きを表す．日平均日量が 1 単位（MJ/m^2）
増加するごとに 7.6777 ずつ前立腺がん発生率が減少する．

著者らはこの解析によって，前立腺がんに対して日射量が防御的
効果を持つという考えを支持する証拠が加えられたと考えている．

27 生存時間分析
Survival analysis

以下の抜粋および図は，the Massachusetts Medical Society, © 2020 の許可を得て改変再構成した.

以下の論文を改変した.
Voskoboinik A, Kalman J, De Silva A, et al. Alcohol abstinence in drinkers with atrial fibrillation. N Engl J Med, 2020;382:20-8. doi: 10.1056/NEJMoa1817591

要約

背景: 過度のアルコール消費は心房細動に関係しているが，断酒が心房細動の二次予防に及ぼす影響は不明である.

目的: 心房細動の病歴のある常習飲酒者における断酒の介入を評価する.

方法: ランダム化比較試験. 発作性心房細動，または治療により抑制されている持続性心房細動のいずれかを有する患者を，断酒群，または，普段の量のアルコール摂取継続群に，1：1の比率でランダムに割りつけた. 2群の心房細動無再発期間の比較は，カプラン - マイヤープロットとログランク検定により行った. 6ヵ月間の追跡期間中の心房細動の総負荷（心房細動の状態にあった時間の割合）をマン - ホイットニーU検定により比較した.

結果: ランダム化された140例のうち，70例が断酒群に，70例が対照群に割り当てられた. 断酒群は，心房細動再発までの期間が対照群よりも長かった（ハザード比, 0.55, 95%信頼区間, 0.36 ～ 0.84, *P* = 0.005）. 6ヵ月間の追跡期間中の心房細動の負荷は，断酒群の方が対照群よりも有意に低かった（心房細動の状態にあった時間の割合の中央値 0.5% [四分位範囲 0.0 ～ 3.0] 対 1.2% [四分位範囲 0.0 ～ 10.3], *P* = 0.01）.

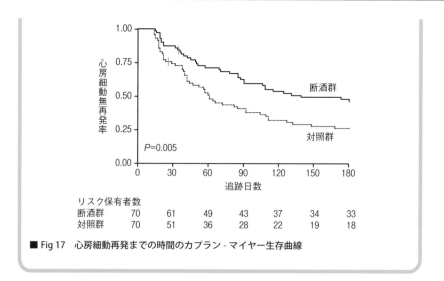

■ Fig 17　心房細動再発までの時間のカプラン - マイヤー生存曲線

どんな統計手法が，なぜ用いられたのか？ ‥‥‥‥‥‥‥‥‥‥‥‥‥‥‥‥‥‥

常習飲酒者において，断酒によって心房細動の再発が減少するかどうかを調べようとしている．

帰無仮説は，2つの群間に差がない．

カプラン - マイヤー生存曲線（Fig 17）によって，各群の心房細動が再発するまでの時間を視覚的に表現した．グラフの最初のあたりの小さな縦線は，追跡不能になったなどの理由で，個々の患者のデータが打ち切られたポイントを示しており，それら患者はそれ以降の生存率の計算に含まれなくなる．2つの群間の生存時間（この研究では，心房細動の再発までの時間として定義）をログランク検定により比較し，ハザード比と，その真の値（無限大の患者を研究したとすれば得られるハザード比）が存在すると思われる範囲を表す95％信頼区間を示した．P値は群間に実際の差がない確率を表す．

6ヵ月の追跡期間において心房細動が再発していた期間は，各群の心房細動の状態にあった時間の中央値と四分位範囲をパーセントで表した．マン‐ホイットニーU検定により，群間に実際の差がない確率を表すP値を求めた．

結果は何を意味しているのか？ ∙∙∙∙∙∙∙∙∙∙∙∙∙∙∙∙∙∙∙∙

カプラン‐マイヤー生存曲線は，2つの群間の心房細動発生率の違いを示しており，心房細動無再発率は断酒群で約 0.5（50％），対照群では 0.25（25％）で「横ばい」になり始めたことを示している．

心房細動の再発までの期間のハザード比（HR）は 0.55 であった．これは断酒群における心房細動イベントの確率（「ハザード」）が対照群における確率の 0.55（55％）だったことを意味する．95％CI は 0.36 から 0.84 であり，これには 1（ハザードに差がない）が含まれていないため，心房細動再発のハザードの差は統計学的に有意である．

これはログランク検定の P 値が 0.005 であることにより確認できる．この差が偶然によって発生した確率は，1 のうち 0.005，つまり，1,000 回に 5 回である．P＜0.05 であるため，統計学的に有意であると考えられる．

6ヵ月の追跡期間中の心房細動の負荷（追跡期間のうち心房細動状態にあった割合）は中央値として示されている．これは心房細動の負荷が，断酒群では，半数が 0.5％以上，残りの半数は 0.5％より少ないことを意味する．（平均値ではなく）中央値を用いたのは，期間の分布が歪んでいたことを示唆している．

IQR が 0.0 ～ 3.0 とは，これらの患者の 4 分の 1 で心房細動が起

27 生存時間分析

こらず（第1四分位点），4分の1は3.0%以上（第3四分位点），
残りの半分は追跡期間の0.0%から3.0%が心房細動状態にあった
ことを意味している.

心房細動負荷の群間差が偶然に起こった確率は，$P = 0.01$，1の
うち0.01，つまり100回に1回．$P < 0.05$であるため，統計学的
に有意であると考えられる.

著者らは有症候性心房細動を有する習慣的な飲酒者では，アルコ
ール消費量を減らすことにより心房細動再発および心房細動負荷
の両方のリスクの低減に繋がると結論付けた.

28 感度，特異度，および，予測値
Sensitivity, specificity and predictive values

以下の抜粋は，The American Medical Association, © 2019 の許可を得て改変再構成した．無断複写・転載を禁ず．

以下の論文を改変した．
Brenner H, Calderazzo S, Seufferlein T, et al. Effect of a single aspirin dose prior to fecal immunochemical testing on test sensitivity for detecting advanced colorectal neoplasms: a randomized clinical trial. *JAMA*, 2019; 321 (17): 1686–92. doi: 10.1001/jama.2019.4755

要約

背景： 便中ヘモグロビンの免疫化学検査（FIT）は，結腸直腸がん（CRC）のスクリーニングに広く使用されている．アセチルサリチル酸（アスピリン）によって，FIT の進行がん検出感度が増加する可能性があることをいくつかの研究が示唆している．

目的： 便採取前にアスピリンを 1 回投与することにより，FIT の進行がんの検出感度を高める可能性を，FIT の結果の 2 つのカットオフ値（10.2 および 17 μgHb / g 便）において評価する．

方法： 大腸内視鏡検査が予定されている 40 ～ 80 歳の男女 2,422 人を対象としたランダム化プラセボ対照二重盲検試験．参加者は，FIT の 2 日前に 300mg のアスピリン（n = 1,208），またはプラセボ（n = 1,214）を投与された．

結果： 介入群と対照群の各参加者から，合計 1,030（95.8%）と 1,012（95.6%）の有効な FIT のサンプルを得た．カットオフ値 10.2 μgHb / g 便での感度は，アスピリン群で 40.2%，プラセボ群で 30.4%（差 9.8%，95%CI −3.1%から 22.2%，P = 0.14）であった．カットオフ値 17 μgHb / g 便では，アスピリンは 28.6%，プラセボ群は 22.5%（差 6.0%，95%CI −5.7%から 17.5%，P = 0.32）であった．

■ Table 9 アスピリン 300mg，またはプラセボ単回投与後 2 日目の進行がん検出感度および特異度

カットオフ値	検出数											
	アスピリン						プラセボ					
μg Hb/g	TP	FN	TN	FP	感度 %	特異度 %	TP	FN	TN	FP	感度 %	特異度 %
10.2	45	67	755	163	40.2	82.2	31	71	807	103	30.4	88.7
17.0	32	80	842	76	28.6	91.7	23	79	863	47	22.5	94.8

略語：TP，真陽性；FN，偽陰性；TN，真陰性；FP，偽陽性

■ Table 10 アスピリン 300mg，またはプラセボ単回投与後 2 日目の進行がん検出の陽性予測値（PPV），および陰性予測値（NPV）

カットオフ値	アスピリン		プラセボ	
μg Hb/g	PPV	NPV	PPV	NPV
10.2	21.6	91.8	23.1	91.9
17.0	29.6	91.3	32.9	91.6

どんな統計手法が，なぜ用いられたのか？

著者らは，結腸直腸がん（CRC）スクリーニングにおける便中ヘモグロビンの免疫化学検査（FIT）の感度，すなわち未診断のCRC 患者における FIT 陽性の割合を高めることができるかどうかを知りたかった．患者が実際に CRC を患っていたかどうかは「ゴールドスタンダード」である大腸内視鏡検査により判定した．

アスピリン群とプラセボ群の感度の差は，感度の真の値を含む可能性が高い範囲，95％信頼区間（CI）で示された．

帰無仮説は，進行した結腸直腸がんの検出において，2 つの群の感度に差がない．2 つの群の感度の差が偶然に起こった確率を表す P 値を求めた．

Table 9 は，2 つのカットオフ値の両方について，両群の真陽性，偽陰性，真陰性，偽陽性の結果が得られた患者数を示している．これらの値から，進行がんを検出する感度，特異度，陽性予測値，および陰性予測値を計算した．

これらの値はパーセントで示されている．

結果は何を意味しているのか？

真陽性，偽陰性，真陰性，偽陽性の結果を 2 元表にすると理解しやすくなる．ここでは，10.2 μgHb / g 便のカットオフ値を使用して，アスピリン群について示す．

		大腸内視鏡検査	
		進行がんあり	進行がんなし
ヘモグロビン FIT 検査	陽性	45	163
	陰性	67	755

完璧なテストでは，感度，特異度，両予測値はそれぞれ 1，または 100％の値になる．値が低い（ゼロに近い）ほどテストの有用性は低くなる．

感度は疾患の発見率，すなわち，患者が進行がんである場合に FIT が陽性になる頻度を示す．
以下のように計算する．

$$感度 = \frac{45}{(45+67)} = \frac{45}{112} = 0.402，あるいは，40.2\%$$

特異性は FIT により進行がんを除外できる割合，すなわち，患者が進行がんではない場合に FIT が陰性になる頻度を示す．
以下のように計算する．

$$特異度 = \frac{755}{(163+755)} = \frac{755}{918} = 0.822, \text{ あるいは, } 82.2\%$$

この論文では,陽性予測値も示されている.これは,FIT が陽性の場合に,患者が実際に進行がんである尤度である.

$$PPV = \frac{45}{(45+163)} = \frac{45}{208} = 0.216, \text{ あるいは, } 21.6\%$$

したがって,このカットオフ値の場合,FIT が陽性である患者が,実際に進行がんである割合は 21.6% であるが,FIT が陽性である患者の 78.4%（100% − 21.6%）は,実際には進行がんではない.

また,FIT が陰性の場合に患者が進行がんではない尤度を表す陰性予測値を計算することもできる.

$$NPV = \frac{755}{(67+755)} = \frac{755}{822} = 0.918, \text{ あるいは, } 91.8\%$$

感度と特異度の値を用いて尤度比を計算することもできる.

LR + は,FIT が陽性の場合,患者が進行がんである可能性が何倍になるかを表す.

$$LR + = \frac{感度}{(1-特異度)} = \frac{0.402}{(1-0.822)} = \frac{0.402}{0.178} = 2.26$$

したがって,患者の FIT が陽性の場合,進行がんであるリスクは検査前の確率の 2.26 倍になる.

LR − は,FIT が陰性の場合,患者が進行がんであるリスクが何分の 1 に減少するかを表す.

$$\mathrm{LR} - = \frac{(1-感度)}{特異度} = \frac{(1-0.402)}{0.822} = \frac{0.598}{0.822} = 0.73$$

これは，患者の FIT が陰性の場合，進行がんであるリスクは検査前の確率の 0.73，つまり 73％になることを意味している．

どちらの FIT カットオフ値の場合も，2 つの群の感度の差が偶然に起こった確率を表す P 値が 0.05 を超えていたため，統計学的に有意であるとは見なされない．

したがって，著者らは，FIT の前に単回用量のアスピリンを経口投与しても，事前に決定された 2 つの FIT カットオフ値で進行結腸直腸がんを検出する検査の感度を有意には増加させないと判断した．

29 統計手法の選び方
Choosing the right statistical test

フローチャートは，研究者が統計学的検定法を選択する際の意思決定プロセスを表している．

各カテゴリの主要な検定法はひし形で示す．

青色で示した検定法は各カテゴリのノンパラメトリック検定法である．

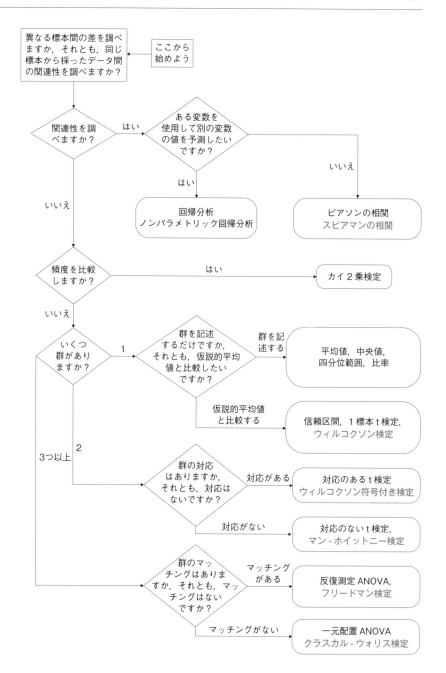

▶ 用語集
Glossary

アンダーラインの部分は用語集の別の用語を参照のこと.

■ Absolute risk reduction, ARR：**絶対リスク減少**
　介入群と対照群におけるイベントのレート（rate）の差. NNT の逆数.

■ Alpha, α：**アルファ値**
　P 値（P value）と同じであり，同様に解釈できる.

■ ANCOVA（ANalysis of COVAriance）：**共分散分析**
　分散分析（ANOVA）の拡張であり，モデルに連続量（continuous variable）を含めることができる.

■ ANOVA（ANalysis of Variance）：**分散分析**
　2つ以上の標本の平均値（mean）を比べて，標本が同じ母集団からとられたものかどうかを調べる統計手法［☞ 10］.

■ As prescribed analysis：
　対照比較試験において，被験者がランダム割り付けされた処置ではなくて，実際に受けた処置に従って評価する解析方法.

■ Association：**関連**
　2つの変数（variable）の関係を表す用語.

■ Bar chart：**棒グラフ**

このグラフでは，棒の高さがそれぞれのカテゴリの出現度数を表す［☞ 6 ］

■ Beta, β：**ベータ値**

実際には間違っている仮説（hypothesis）を受け入れる確率．$1-\beta$は研究のパワー（power）と呼ばれる．

■ Bayesian statistics：**ベーズ統計学**

事前の信条や既存のデータと，新しいデータを組み合わせて数値化する，通常のデータ解析法とは異なった手法［☞ 22 ］．

■ Bi-modal distribution：**双峰分布**

1組のデータの中に2つの最頻値（mode）がある状態を双峰という［☞ 6 ］．

■ Binary variable：**2値変数**

カテゴリ変数（categorical variable）参照．

■ Binomial distribution：**2項分布**

データが2つの値（例：男／女）のうちのいずれかしかとらない時，2項分布に従うという．

■ Bonferroni：**ボンフェロニ法**

多重比較を行う際の問題点を考慮に入れた手法［☞ 22 ］．

■ Box and Whisker plot：**箱ひげ図**

中央値（median），範囲（range），および，四分位数間領域（inter-quartile range）を表すグラフ［☞ 5 ］．

■ Case-control study：**ケース‐コントロール研究**

リスクファクターとアウトカムの関係を調べる後向き研究（retrospective study）．既に特定の疾患やアウトカムを持っているケース（case）を選び，そのような疾患やアウトカムを持たないコントロール（control）とマッチングして，両グループに対する特定のリスクファクターの影響を比較する．コホート研究（cohort study）と比較せよ［☞ 14］．

■ Cases：**ケース**

通常は患者を指すが，病院や病棟，行政区分，血液サンプルなどを指すこともある．

■ Categorical variable：**カテゴリ変数**

同じ範疇のさまざまなカテゴリを表す値を持つ変数（variable）．例：血液型，眼の色，人種など．

変数が2つのカテゴリしか持たなければ，2値変数（binary variable）（例：性別），固有の順序があれば，順序変数（ordinal variable）（例：軽度，中等度，重度）と呼ぶ．

■ Causation：**因果関係**

原因とそれがもたらした効果との直接的な関係．通常は実験研究により確立される．

■ Censored：**打ち切り**

打ち切り観察（censored observation）とは，観察期間全体の情報が得られなかったもの．通常，生存時間分析（survival analysis）において，患者をしばらく追跡した後，引っ越したり，研究に参加するという同意を取り下げてしまったりすることで生じる．何が起こったのかわからないので，この時点以降，この患者を解析に含めることができない［☞ 18］．

■ Central tendency：**中心性**

一組の数値の「中心」の値．平均値（mean），中央値（median），および，最頻値（mode）が中心性の指標である．

■ Chi-squared test, χ^2 test：**カイ 2 乗検定**

2 つのカテゴリ変数（categorical variable）の関係を検定する手法 ［☞ 12］．

■ Cohort study：**コホート研究**

1 つのグループ（コホート）を経時的に追跡し，処置やリスクファクターの影響を調べる前向きの観察研究．ケース - コントロール研究（case-control study）と比較せよ ［☞ 13］．

■ Confidence interval, CI：**信頼区間**

母集団（population）の真の値が含まれることが，かなり確信できる数値範囲．例えば，95％CI とは，この範囲に母集団の値が存在すると，95％確信できることを意味する ［☞ 8］．

■ Confounding：**交絡**

共変量（covariate）や，分離することができない因子の影響．例えば，ある症状を持つ女性が新しい治療を受け，男性がプラセボ治療を受けたとしたら，治療の効果と性別による影響を分離することができなくなる．この場合，性別が交絡因子（confounding factor）である．

■ Continuous variable：**連続変数**

ある範囲でどのような値でもとることができる変数（variable）．例：血圧．離散変数（discrete variable）と比較せよ．

■ Control charts：**管理図**

統計学的プロセス管理に用いる図．（病棟の病原菌汚染率などの）測定値が変化し，一定の範囲を超えた時に，早期に視覚的に警告を与えることができる．

■ Correlation：**相関**

2つの変数（variable）の間に直線的な関係がある時，相関があるという（例：子供の身長と体重，社会経済的階級と死亡率）．

−1（完全な負の相関）から，0（2変数は全く無関係）をはさんで，＋1（完全な正の相関）までの尺度で測られる ［☞ 16］．

■ Correlation coefficient：**相関係数**

2つの変数（variable）の直線関係の強さの指標 ［☞ 16］．

■ Covariance：**共分散**

相関と同様，2変数の直線関係の強さを表す．相関は−1から1の間の値をとるので，異なるデータ群を直接比較することができるが，共分散はその範囲におさまらないので直接比較できないこともある．

■ covariate：**共変量**

アウトカムに影響を与える可能性があるため解析に含める必要のある，主要変数以外の連続変数（continuous variable）．

■ Cox regression model：**コックス回帰モデル**

生存に影響する種々の変数（variable）の影響を探る手法 ［☞ 19］．

■ Database：**データベース**

すばやく簡単に検索できるように構成された記録の集合．

■ Degrees of freedom, df：**自由度**

自由度の数とは，統計学的計算に利用できる，独立した情報の数である．

■ Descriptive statistics：**記述統計**

平均値（mean），中央値（median），標準偏差（standard deviation），四分位数（quartile），および，ヒストグラム（histogram）など，標本（sample）のデータを記述するもの．読者にデータをわかりやすく示すことを目的としている．推測統計（inferential statistics）と比較せよ．

■ Discrete variable：**離散変数**

特定の値，通常は，整数しかとらないような変数（variable）（例：家族の子供の数など）．連続変数（continuous variable）と比較せよ．

■ Distribution：**分布**

データが独特のパターンを持つ時，ある分布に従っていると考える．いろいろなデータパターンがあるが，その中で最もよく用いられるのが正規分布（normal distribution）である［☞ 4］．

■ Field：**フィールド**

→変数（variable）．

■ Fisher's exact test：**フィッシャーの直接確率法**

カテゴリ変数（categorical variable）間の関連を正確に検定する手法［☞ 12］．

用語集

■ Hazard ratio, HR：**ハザード比**

観測された一方のグループにおける特定のイベントのハザード（有害な出来事が起こる可能性）を，他方のグループにおけるイベントのハザードで割った値．HR が 1 とは，研究期間を通じて 2 つのグループ間でリスクの差がないことを意味する．HR が 2 ならリスクは 2 倍である．HR は信頼区間（confidence interval）を添えて用いる［☞ 19］．

■ Histogram：**ヒストグラム**

連続（continuous）データをいくつかの階層に分けて表したグラフ［☞ 6］．

■ Hypothesis：**仮説**

変数（variable）間の関係を予測する主張．例えば，帰無仮説（null hypothesis）．

■ Incidence：**発生率**

一定期間中に，特定の状態になったグループの比率，あるいは，割合．

■ Inferential statistics：**推測統計**

何かを検定する統計手法はすべて推測に基づくものである．研究結果が母集団（population）において実際に差があることを示唆しているかどうか推定する．記述統計（descriptive statistics）と比較せよ．

■ Intention to treat, ITT analysis：**ITT 解析**

対照比較試験において，被験者が実際には治療を受けていなくても，ランダム割り付けされた群に含めて解析する方法．

■ Interaction：**交互作用**

2 つ以上の変数（variable）が互いに関係しており，独立していない時に起こる．

■ inter-quartile range, IQR：**四分位範囲**

第1四分位点の下側に25%の患者，第3四分位点の下側に75%の患者が含まれる．両値の差で表される，データの散らばりの指標IQRには標本の中央部分の半分が含まれる ［☞ 5］.

■ Intra-class correlation coefficient：**級内相関係数**

2つの連続変数（continuous variable）の一致度（level of agreement）を測る．例えば同じテストを別の人が行った場合，どのくらい正確に繰り返すことができるかを調べたい時に用いる ［☞ 21］.

■ Kaplan-Meier survival plot：**カプラン－マイヤー生存プロット**

ある標本コホートにおいて，死亡が起こる度に推定生存率を再計算し，そのコホートの生存率をグラフで表す方法 ［☞ 18］.

■ Kappa, κ：**カッパ値**

2つのカテゴリ（category）データの一致度（level of agreement）の指標．例えば同じテストを別の人が行った場合，どのくらい正確に繰り返すことができるかを調べたい時に用いる ［☞ 21］.

■ Kolmogorov-Smirnov test：**コルモゴロフ－スミルノフ検定**

データが正規分布（normal distribution）に従う集団からとられたという仮説を検定する手法．パラメトリック（parametric）統計が使えるか否かを調べる ［☞ 10］.

■ Kruskal-Wallis test：**クラスカル－ウォリスの検定**

2つ以上の独立したグループを比較するノンパラメトリック（non-parametric）検定法 ［☞ 11］.

■ Level of agreement：**一致度**

人やテストがどのくらい一致するか比較 ［☞ 21］.

用語集

■ Life table：**生命表**

経時的に生存者の割合を示した表．生存時間分析に用いられる［☞ 18］．

■ Likelihood ratio, LR：**尤度比**

特定の状態を有する患者において，検査結果が見られる尤度をその状態を有していない患者において，同じ検査結果が見られる尤度で割った値［☞ 20］．

■ Log rank test：**ログランク検定**

カプラン - マイヤー（Kaplan-Meier），または，生命表（life table）の推定値を用いて，生存率を比較するノンパラメトリック（non-parametric）検定法［☞ 18］．

■ Logistic regression：**ロジスティック回帰**

線形回帰（linear regression）の変形であり，可能なアウトカムが 2 つしかない時に用いる［☞ 17］．

■ Mann-Whitney U test：**マン - ホイットニーの U 検定**

2 組の被験者（subject）から得た 2 組のデータの間に，有意差があるかどうかを調べるノンパラメトリック検定（non-parametric test）．［☞ 11］．

■ Mantel-Haenszel test：**マンテル - ヘンツェルの検定**

カイ 2 乗検定（chi-squared test）を拡張したものであり，いくつかの 2 元表を比較する．この手法はメタアナリシス（meta-analysis）に応用できる［☞ 12］．

■ Mean：**平均値**

観測されたすべての数値の合計を，観測数で割ったもの．中央値（median），および，最頻値（mode）と比較せよ［☞ 4］．

■ Median：**中央値**

観測された値が最小値から最大値へと順序付けされている時，真ん中の値．平均値（mean），および，最頻値（mode）と比較せよ［☞5］．

■ Meta-analysis：**メタアナリシス**

独立した複数の研究の結果をまとめて，総合的に効果を推定する手法［☞8の例］．

■ Mode：**最頻値**

最もよく現れる観測値．平均値（mean），および，中央値（median）と比較せよ［☞6］．

■ Negative predictive value, NPV：**陰性予測値**

検査結果が陰性だった場合，患者がその状態を持たない可能性．陽性予測値（positive predictive value）と比較せよ［☞20］．

■ Nominal data：**名義データ**

特定の順序のない，名前が付いたカテゴリのデータ（例：目の色）．

■ Non-parametric test：**ノンパラメトリック検定法**

データの分布（distribution）の形に依存しない検定法［☞11］．

■ Normal distribution：**正規分布**

対称的なデータ分布（distribution）．グラフにすると特徴的なベル型になる［☞4］．

用語集

■ Null hypothesis：**帰無仮説**

検定を受けるグループの間に差がないという仮説．検定の結果により，その仮説を支持するか，または，棄却する．通常，帰無仮説は，実際に我々が見出したいと思うことの反対のものである．2つの治療法に「差がある」と思っているのなら，帰無仮説は「差がない」として，これを論駁するために統計学的検定を行う［☞ 9］．

■ Number needed to harm, NNH：**害必要数**

1人の患者がその治療による有害作用を受けるのに要する患者の数［☞ 15］．

■ Number needed to treat, NNT：**治療必要数**

1人の患者がその治療による効果を得るのに要する患者の数［☞ 15］．

■ Odds：**オッズ**

1つの群の患者の中で，あるイベントが起こった回数の，イベントが起こらなかった回数に対する比．稀なイベント（例：宝くじに当たる）の場合，オッズとリスク（risk）は同じような値になるが，ありふれたイベント（例：宝くじがはずれる！）ではかなり異なった値になる［☞ 14］．

■ Odds ratio, OR：**オッズ比**

一方のグループで，あるイベントが起こるオッズ（odds）を，他方のグループで，そのイベントが起こるオッズで割ったもの［☞ 14］．

■ One-tailed test：**片側検定**

帰無仮説（null hypothesis）が，例えば，新しい治療が現在の治療より勝っているかどうかは問わず，劣っているかどうかのみ，一方向に検定して棄却する方法．使用は稀である．両側検定（two-tailed test）と比較せよ［☞ 22］．

■ Ordinal data：順序データ

例えば，最低から最高のように，順序のあるカテゴリに分けることができ
るデータ（例：悪性度のステージなど）．

■ *P* value：*P* 値

通常，帰無仮説（null hypothesis）の検定に用いて，観測された差が偶然
によって出た確率を示す［☞ ⑨］．

■ Parametric test：パラメトリック検定法

データが特定の分布に従うことを前提とする検定法は，すべてパラメトリ
ック検定と考えることができる．もっとも一般的な分布は正規分布
（normal distribution）である．パラメトリック検定の例としては，*t* 検定
（*t* test）や分散分析（ANOVA）がある［☞ ⑩］．

■ Pearson correlation coefficient：ピアソンの相関係数

正規分布（normal distribution）に従う母集団からとられた値に対して用
いる相関係数［☞ ⑯］．

■ Percentage：パーセント

あるカテゴリに属する個数を，グループ全体の個数で割って 100 を掛けた
もの［☞ ③］．

■ Per protocol（PP）analysis：PP 解析

対照試験において，プロトコルで決められた研究のすべての段階を完了し
た参加者のみ含めて解析する方法．治療を中止した参加者は除く．

■ Poisson distribution：ポアソン分布

例えば年間死亡者数など，固定された期間に起きたイベントの数を表す分
布（distribution）．

■ Poisson regression：**ポアソン回帰**

　稀なイベント数を扱う回帰（regression）計算の一種 ［☞ 17］.

■ Population：**母集団**

　標本の抽出元である全被験者集団.

■ positive predictive value, PPV：**陽性予測値**

　検査結果が陽性だった場合，患者がその状態を持つ可能性. 陰性予測値（negative predictive value）と比較せよ ［☞ 20］.

■ Power：**パワー**

　研究のパワーとは，統計学的に有意な（significant）差を検出できる確率である ［☞ 22］.

■ Prevalence：**有病率**

　ある単一の時点において存在している，特定の状態を持つ患者の割合 ［☞ 22］.

■ Proportional hazards survival model：**比例ハザード生存モデル**

　生存時間分析モデルの1つ. 一方の群におけるイベントのリスクが，他方の群におけるリスクより比例的に大きい，あるいは小さいとして，期間を通じてこの比例関係が変化しないと仮定する. コックス回帰モデルがもっともよく用いられる ［☞ 19］.

■ Quartiles：**四分位数**

　中央値（median）に添えて用いられる. 第1四分位点（first quartile point）の下側には1/4のデータがあり，第3四分位点（third quartile point）の下側には3/4のデータがある ［☞ 5］.

■ *r*：**相関係数**

2つの変数（variable）の間に直線的な関係がある時，相関（correlation）があるという．相関係数（correlation coefficient），*r* は直線関係の強さを表す ［☞ [16]］．

■ R^2：**寄与率**

相関あるいは回帰（regression）モデルによって説明されるデータの変動の総量の推定値 ［☞ [16][17]］．

■ Range：**範囲**

一組のデータにおける最大値と最小値の差．

■ Rank：**順位**

一組のデータにおいて，観測値に与えられた相対的順序を示す数値．

■ Rate：**レート**

あるイベントが一定の期間中に起こる回数．

■ Regression：**回帰**

回帰分析とは，一方が他方に依存している2つの変数（variable）の関係を探る手法 ［☞ [17]］．

■ Relative risk：**相対リスク**

リスク比（risk ratio）は，しばしば相対リスクと呼ばれるが，オッズ比（odds ratios）も相対リスクの指標となる．

■ Relative risk reduction, RRR：**相対リスク減少**

介入がイベントのリスク（risk）を減少させる割合．絶対リスク減少（absolute risk reduction）と比較せよ ［☞ [15]］．

用語集

■ Risk：**リスク**

あるイベントが起こる確率. 起こったイベントの数を, リスク保有者数で
割って求める［☞ 13］.

■ Risk ratio, RR：**リスク比**

一方のグループにおけるイベントが起こる<u>リスク（risk）</u>を, 他方のグル
ープのリスクで割ったもの［☞ 13］.

■ ROC curve：**ROC 曲線**

診断テストのさまざまなカットオフポイントにおける感度を偽陽性率（1
−特異度）に対してプロットしたグラフ［☞ 20］.

■ Sample：**標本**

大きな母集団から抽出された小さなグループ.

■ Sensitivity：**感度**

検査をした時, 特定の状態を発見する比率. 言い換えれば, その状態を持
つ患者の中でテスト結果が陽性である割合［☞ 20］. <u>特異度（specificity）</u>
と比較せよ.

■ Sensitivity analysis：**感度分析**

別の解析方法や別の変数セットを使用して, 同様の結果が得られるかどう
かを確認することにより, 研究結果が信頼できるかどうか調べること.

■ Significance：**有意性**

<u>帰無仮説（null hypothesis）</u>が真である時に, その結果を得る確率［☞ 9］.

■ Skewed data：**歪んだデータ**

データの<u>分布（distribution）</u>が対称的でないこと［☞ 5］.

■ Spearman rank correlation coefficient：スピアマンの順位相関係数

ノンパラメトリック（non-parametric）変数に用いられる相関係数 [☞ 16].

■ Specificity：特異度

検査における疾患の可能性の除外率. 言い換えれば，その状態を持たない
患者の中でテスト結果が陰性である割合 [☞ 20].

■ Standard deviation, SD：標準偏差

データの値が平均値（mean）の両側にどの程度広がっているかを示す指標
[☞ 7].

■ Standard error of the mean：標準誤差

標本（sample）の平均値（mean）が，母集団（population）の平均値にど
の程度近いと考えられるかを示す指標.

■ Statistical process control（SPC）：統計的工程管理

プロセスの品質を監視するための統計学的方法. 測定値（患者の血糖値な
ど）が変化し特定の範囲から外れるのを早期に警告することができる.

■ Stratified：層化された

層化された標本（sample）とは，いくつかのサブグループに分けられた標
本である.

■ Student's *t* test：スチューデントの *t* 検定

→ *t* 検定（*t* test）.

■ Subject：被験者

研究における標本（sample）.

118

■ *t* test：*t* 検定
2群の平均値（mean）を比較するのに用いられるパラメトリック（parametric）検定法．スチューデントの *t* 検定（Student's *t* test）とも呼ばれる［☞ 10］．

■ Transformation：変換
数式を用いてデータの値を変えること．データを正規分布（normal distribution）に従わせ，パラメトリック（parametric）検定が使えるようにするために行われることが多い［☞ 10］．

■ Two-tailed test：両側検定
新しい治療法が現在のものより勝っていても劣っていても，帰無仮説（null hypothesis）が棄却される場合の検定法．片側検定（one-tailed test）と比較せよ［☞ 22］．

■ Type Ⅰ and type Ⅱ errors：第1種および第2種過誤
どのような統計学的検定法も，正しい仮説（hypothesis）が棄却される（第1種過誤），および，間違った仮説が受け入れられる（第2種過誤），という2種類の過誤を犯す可能性がある．第1種過誤を犯す確率は *P* 値（*P* value）と同値である．

■ Variable：変数
被験者間，あるいは，時点間で異なる特質．データ解析では，変数はフィールド（field）と呼ばれ，ケース（case）に対して記録されたすべての事項を指す．

■ Variance：分散
値が平均値（mean）の両側にどの程度広がっているかを示す指標．標準偏差（standard deviation）の2乗．

■ Wilcoxon signed rank test：**ウィルコクソンの符号付き順位検定**

　　例えば治療の前と後のように，対になったグループの差を比較する<u>ノンパ</u>
　　<u>ラメトリック（non-parametric）</u>検定法［☞ 11］.

■ χ^2 test：**カイ 2 乗検定**

　　2 つのカテゴリ変数の間の関係を調べる検定法［☞ 12］.

■ Yates' continuity correction：**イェーツの連続補正**

　　カイ 2 乗検定を補正し，P 値の正確度を上げる方法［☞ 12］.

用語集

▶ 索　引
Index

日本語索引

索引

索引

124

欧文索引

索
引

rate ······ 39, 45, 115
receiver operator characteristic curve, ROC curve ······ 116
regression ······ 53, 115
regression coefficient ······ 56
regression constant ······ 56
relative risk ······ 38, 115
relative risk reduction, RRR ······ 45, 87, 115
risk ······ 38, 86, 116
risk factor ······ 38
risk ratio ······ 38, 86, 116

sample ······ 21, 116
scatter plot ······ 52
sensitivity ······ 65, 95, 116
significance ······ 26, 116
skewed ······ 11, 116
Spearman rank correlation coefficient ······ 53, 117
specificity ······ 65, 95, 116
standard deviation, SD ······ 17, 117
standard error ······ 57
standard error of the mean ······ 117
stratified ······ 117
Student's *t* test ······ 30, 117
subject ······ 20, 117
survival analysis ······ 59

t test ······ 30, 118
third quartile point ······ 12
transformation ······ 118
transformed ······ 31
true value ······ 21
two-tailed test ······ 75, 118
two-way table ······ 36
type I and type II errors ······ 118

variable ······ 19, 50, 118
variance ······ 118

Wilcoxon signed rank test ······ 34, 119

Yates' continuity correction ······ 37, 119

[訳者略歴]

奥田　千恵子　医学博士
　1972 年　京都大学薬学部製薬化学科卒業
　1986 年　京都府立医科大学麻酔学教室講師
　1993 年　(財)ルイ・パストゥール医学研究センター基礎研究医療統計部門研究員
　2011 年　横浜薬科大学教授
　　　　　　京都府立医科大学客員教授
　2018 年　横浜薬科大学客員教授
[著　　書]
　医薬研究者のための研究デザインに合わせた統計手法の選び方，金芳堂，京都，2009
　医薬研究者のための統計記述の英文表現（改 3），金芳堂，京都，2010
　医薬研究者の視点からみた道具としての統計学（改 2），金芳堂，京都，2011
　医療系　はじめまして！統計学，金芳堂，京都，2015
　親切な医療統計学（第 2 版），金芳堂，京都，2019
　医療従事者のためのリアルワールドデータの統計解析　はじめの一歩，金芳堂，京都，2019

たったこれだけ！医療統計学　第 3 版

2009 年 10 月 20 日　第 1 版第 1 刷
2014 年 9 月 20 日　第 1 版第 15 刷
2015 年 4 月 10 日　改訂第 2 版第 1 刷
2018 年 5 月 25 日　改訂第 2 版第 5 刷
2021 年 4 月 10 日　第 3 版第 1 刷 ©（日本語版）

著　者　Michael Harris, Gordon Taylor
訳　者　奥田千恵子　OKUDA, Chieko
発行者　宇山閑文
発行所　株式会社金芳堂
　　　　〒 606-8425 京都市左京区鹿ケ谷西寺ノ前町 34 番地
　　　　振替　01030-1-15605　　電話　075-751-1111（代）
　　　　https://www.kinpodo-pub.co.jp/
印刷・製本　亜細亜印刷株式会社

落丁・乱丁本は直接小社へお送りください．お取替え致します．

Printed in Japan
ISBN978-4-7653-1861-7